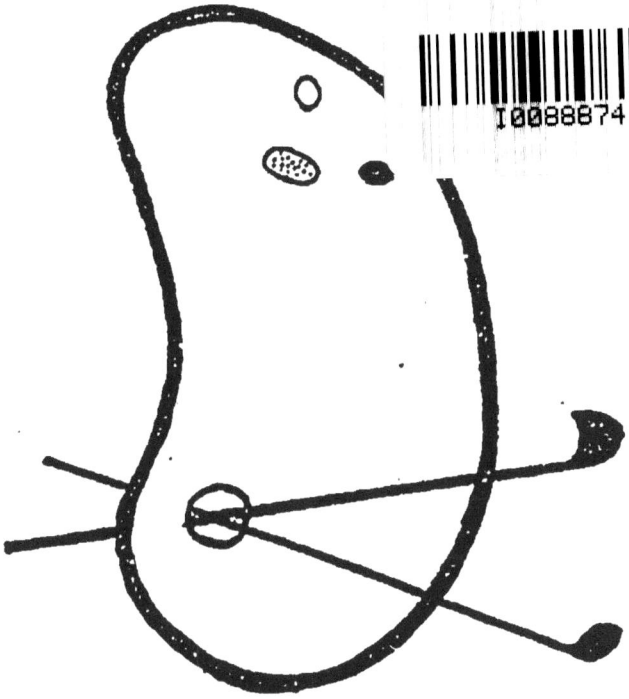

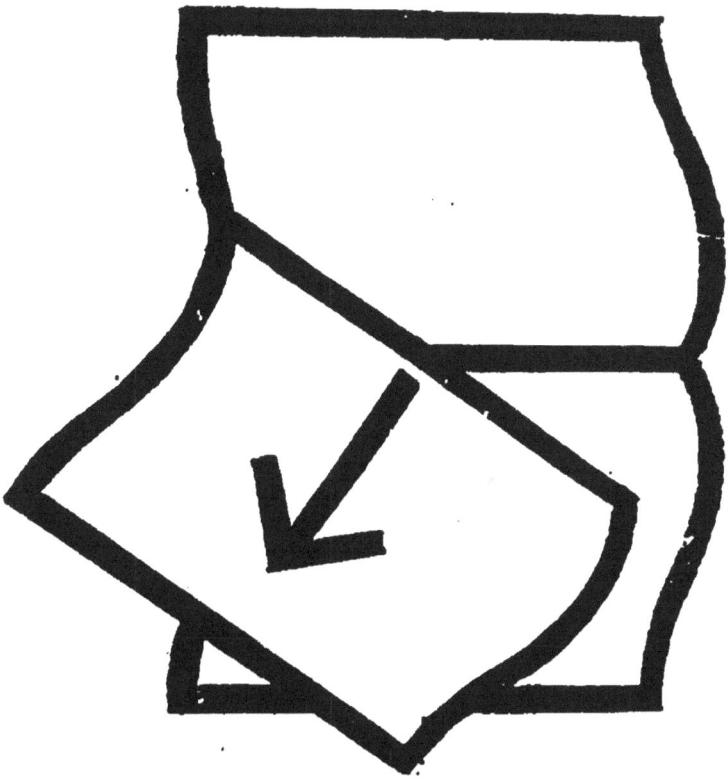

I0088874

Couverture inférieure manquante

ÉVIAN-LES-BAINS

ET

THONON

GUIDE DU BAIGNEUR ET DU TOURISTE

PAR

JOSEPH DESSAIX

Premier Président & fondateur de la Société savoisienne
d'histoire & d'archéologie.

———

PROMENADES HISTORIQUES. — COURSES DE MONTAGNES.
LÉGENDES POPULAIRES. — RÉCITS MERVEILLEUX.
RENSEIGNEMENTS GÉNÉRAUX. — INDICATIONS UTILES.

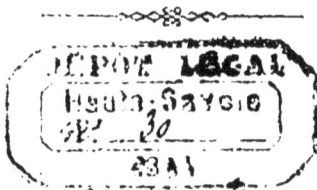

ÉVIAN-LES-BAINS

Bureau de la *Nymphe des Eaux*

15, Grand'Rue, 15

— —

1864

ÉVIAN-LES-BAINS

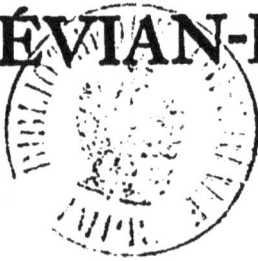

ET

THONON

(HAUTE-SAVOIE)

ÉVIAN-LES-BAINS

ET

THONON

GUIDE DU BAIGNEUR ET DU TOURISTE

PROMENADES HISTORIQUES. — LÉGENDES POPULAIRES. —
RÉCITS MERVEILLEUX.

PAR

JOSEPH DESSAIX

ÉVIAN-LES-BAINS
Bureau de la *Nymphe des Eaux*
15, Grand'Rue, 15

1864

THONON. — IMPRIMERIE CHABLAISIENNE, PLACE DES ARTS.

AUX

FONDATEURS DE L'IMPRIMERIE CHABLAISIENNE

Je vous dédie ce petit livre comme étant le pre
mier sorti des presses de l'imprimerie que nou
avons fondée.

Il laisse sans doute beaucoup à désirer, mai
je réclame votre indulgence pour l'intention qu
m'a dicté ces pages, écrites dans le seul but d
faire connaître notre beau pays.

J. DESSAIX.

Fondateurs de l'Imprimerie.

MM. Albert, docteur-médecin à Evian.

Bartholoni (✧), député, membre du Conseil général, Maire de Sciez.

Batisse fils, entrepreneur à Thonon.

Bened, huissier à Evian.

Blanc-Pellissier (Vᵉ), négociant à Evian.

Blonay (baron Ennemond de), à Evian.

Chaussard Joseph, à Turin.

Deruaz Claudius, banquier à Thonon.

Dessaix Edouard (✧), avocat, vice-président du Conseil général, à Thonon.

Dessaix Eugène, propriétaire à Féternes.

Dessaix Joseph, rédacteur du *Léman* et de *La Nymphe des eaux.*

Dubouloz Ernest (✠), ancien syndic de Thonon, ex-député au parlement sarde.

Dubouloz Charles, propriétaire à Thonon.

Dubouloz Joseph, docteur-médecin à Thonon.

Duffour, président de la Société de secours mutuels, à Evian.

Dupas (comtesse), à Ripaille.

MM. DUPAS (comte Auguste ✣), chef d'escadron de cuirassiers, en retraite, à Evian.

DUPAS (baron François), propriétaire à Ripaille.

DUPRAZ, docteur-médecin, inspecteur-adjoint des eaux d'Evian.

FOLLIET (✣), docteur-médecin, membre du Conseil général, maire d'Evian.

FRECHET, avoué à Thonon.

GAYDON, entrepreneur à Thonon.

GUYON, ancien avoué à Thonon.

JACQUIER, propriétaire à Thonon.

LADERMANN, liquidateur à Evian.

LEROUX, maître d'hôtel à Evian.

LOMBARD Marie, tanneur à Thonon.

MARET, notaire à Evian.

MEGROZ, banquier à Thonon.

MICHAUX, directeur des bains de Bonnevie à Evian.

MUDRY (✣), colonel en retraite à Thonon.

NAZ Félix, receveur de l'enregistrement, à Evian.

NAZ Charles, à Cully (Vaud).

PELLISSIER François, tanneur à Evian.

PINGET & DELEGLISE, banquiers à Thonon.

PINGET, maître de barques à Meillerie.

RIEUX père (✣), docteur-médecin, ex-inspecteur des eaux d'Evian.

RIEUX fils, conservateur des hypothèques à Thonon.

SCHÆCK-JAQUET, architecte à Genève.

SCHEOFFLER J.-A., géomètre à Evian.

THORENS, avoué à Thonon.

TROMBERT, avoué à Thonon.

WASSERSCHEID, ébéniste à Thonon.

I.

LE CHABLAIS.

Cet ancien duché forme actuellement, avec la vallée de Boëge, l'arrondissement de Thonon.

Le Chablais, dit Bertholotti, est *la perle la plus petite mais la plus brillante de la couronne ducale de Savoie.* Cette expression, un peu trop dynastique, dessine toutefois, d'une manière assez pittoresque, l'aspect d'une contrée trop belle sous le rapport des sites, des magnificences naturelles et de la fertilité du sol pour n'avoir rien à envier aux cantons suisses de Genève et du Vallais, qui forment les trumeaux extrêmes du cadre dans lequel elle est pour ainsi dire enchassée. Cadre admirable dont les branches latérales sont d'un côté le

1

Léman aux eaux diaphanes, larges et profondes, de l'autre le Faucigny avec ses pyramides de montagnes gigantesques dont la tête se couronne de neiges éternelles, tandis que leurs flancs cachent, comme autant de nids de verdure, les plus charmantes vallées que le voyageur puisse visiter.

Le Chablais, anciennement habité par les Allobroges, passa sous la domination romaine, lors de l'asservissement des Gaules, et fit partie de la Gaule Narbonnaise, puis ensuite de la Viennoise qui en fut démembrée sous le règne de Dioclétien.

Vers le milieu du ve siècle ses habitants, écrasés par les impôts et les exigences de la fiscalité romaine, se soumirent volontairement à la domination des Burgondes, barbares venus du nord de la Vistule, et qui, depuis près de 40 ans, avaient obtenu de s'établir sur la rive gauche du Rhin. Le territoire qu'ils occupèrent fut divisé par eux en districts ou *pagi,* et le Chablais actuel devint le district d'Allinge (*pagus Allingiensis*) qui s'étendait sur la rive méridionale du lac, depuis Douvaine jusqu'à Saint-Gingolph. Il était séparé du Faucigny par les montagnes qui suivent la rive droite de la Menoge.

Il existait à l'extrémité du lac un petit canton appelé, d'abord en celtique, *Penn-Lech,* dont le chef-lieu *Pennilocus* (Noville), garda le nom qui signifie *Tête-du-Lac.* Ce nom, traduit, plus tard en latin, par *Caput lacense* le fut, en suite en vieux roman, par *Cabo-lai* ou *Capo-lay,* d'où est venue l'expression moderne de *Chablais.*

Ce territoire, dont les Burgondes firent un de leurs *Pagi* est le Chablais primitif. Avant la domination romaine il était habité par les *Chalbici* dont le nom s'est de même perpétué jusqu'à nos jours.

Le comté de la Tête-du-Lac fait actuellement partie du canton de Vaud.

Le territoire occupé par les Burgondes ou Bourguignons fut divisé d'un commun accord entre eux et les habitants. Les Burgondes se partagèrent, par lots, les terres qui leur furent dévolues près du lac et formèrent des hautes vallées une propriété commune destinée au pâturage des troupeaux, et réservée en outre aux établissements futurs qui pouvaient s'y former.

Après la chute du premier royaume de Bourgogne (534), le Chablais passa sous la domination des Francs et fit ensuite partie du royaume de Bourgogne transjurane fondé par Rodolphe Ier, depuis 888 jusqu'en 1032, époque de la mort du dernier de ses rois, Rodolphe III, flétri par l'histoire du nom de Fainéant.

Au milieu des complications survenues après la mort de ce lâche monarque qui avait livré son trône à l'empereur d'Allemagne, au milieu de cette grande lutte de seigneurs qui cherchèrent à se rendre indépendants, un fidèle de l'empire, HUMBERT-AUX-BLANCHES-MAINS, apparut dans l'histoire et jetta les fondements de la dynastie de Savoie.

Le Chablais qui s'étendait alors dans le Bas-Vallais jusqu'à Martigny était, au commencement du xi° siècle, sous la juridition de l'abbé de Saint-Maurice; mais il entra bientôt dans le domaine des princes de Savoie.

Le pape Grégoire VII ayant excommunié l'empereur Henri IV, ce monarque prit la détermination, pour ne pas perdre sa couronne, d'aller à Rome implorer le pardon de l'orgueilleux pontife. Se dirigeant alors vers l'Italie, il arriva dans les premiers jours de l'an 1077 à Vevey, où il fut reçu par son beau-frère Amédée II, comte de Maurienne, et sa mère Adelaïde de Suze. L'accueil fut très cordial, mais ceux-ci ne lui permirent de franchir les Alpes qu'après avoir en reçu le don d'une *fertile province* que l'on croit être le vieux Chablais. Quoi qu'il en soit, le Chablais est une des plus anciennes possessions de la maison de Savoie.

A la mort du comte Thomas Ier (1233), Aimon, le second de ses fils, eut en apanage le territoire situé entre le grand Saint-Bernard, le lac Léman, la Veveyse et l'Arve, et mourut cinq ans après de la lèpre à Coëx près de Monthey.

Le Chablais fut à cette époque érigé en duché par l'empereur Frédéric II.

Amédée IV, qui régna de 1233 à 1253, fut le premier duc de Chablais.

Sous le règne de Boniface, frère d'Amédée IV, son oncle Pierre, autre fils de Thomas, aventureux et chevaleresque, surnommé le second Charlemagne, se rendit maître de la plupart des seigneureries du pays de Vaud et du Chablais. En montant sur le trône (1263) il agrandit les Etats de Savoie des divers domaines qu'il avait acquis dans la Suisse romane par son activité et sa persévérance.

Les limites du Chablais ayant été considérablement reculées, les historiens, pour distinguer ces agrandissements successifs donnèrent le nom de *vieux Chablais* ou *Chablais primitif* à la partie qui s'étendait depuis la tête du lac et le long de la rive gauche du Rhône, soit dans le Bas-Vallais; celui de *nouveau Chablais* ou *Chablais savoyard* à la partie qui correspond au Chablais actuel. Ils désignèrent en outre sous la dénomination de *Chablais vaudois* les possessions enclavées aujourd'hui dans le canton de Vaud, et sous celle de *petit Chablais* la partie comprise entre Vevey et Chillon.

Amédée V, dit le Grand, ayant succédé à son oncle Philippe, Louis de Savoie, son frère, non content des terres qui lui avaient été cédées à titre d'apanage dans le pays de Vaud, réclama une meilleure part, et il obtint par voie d'arbitrage les châteaux et fiefs de Montreux, Féternes, Evian, Allinge, Thonon, la Tour de Vevey. La transaction eut lieu en 1287 et la paix se rétablit ainsi entre les deux frères.

Cet apanage rentra dans l'administration des Etats de Savoie sous le règne d'Amédée VI (1839) qui acheta 60,000 florins tous les droits de la comtesse de Namur, Catherine de Savoie, sur la baronnie de Vaud.

Au xive siècle la monarchie de Savoie était divi-

sée en six baillages de ce côté des Alpes. Le baillage
de Chablais était composé des châtellenies suivantes :
Genève, Versoix, Yvoire, Allinge et Thonon, Evian
et Féternes, St-Maurice-d'Agaune, Saxon et Entre-
mont, Conthey et Saillon, Chillon, Tour-Vevey,
Châtel-Saint-Denis, Payerne, Morat. Le bailli gou-
vernait Chillon.

En 1745 la guerre ayant éclaté entre la Savoie et
le Haut-Vallais, l'armée savoisienne, après quelques
premiers succès, fut mise en déroute et les vain-
queurs s'emparèrent du bas Vallais jusqu'à Saint-
Maurice. Le 31 décembre 1476 un conseil général, assemblé à Sion, arrêta qu'à l'avenir le pays conquis
depuis la Morge de Conthey en bas, ainsi que quelques domaines possédés par le duc dans le haut Vallais, seraient réunis à l'église de Sion.

Le passage des conquérants fut signalé par l'incendie et le rançonnement des villes. Evian fut im-
posé de 300 florins d'or et Thonon de 800. Marin,
Féternes, Larringe, Publier et Vinzier en donnèrent
120. L'année suivante (1477), ensuite d'un traité de
paix conclu le 31 décembre, les mandements de
Monthey, de Vouvry et tous les territoires que les
Vallaisans avaient occupés au-delà, du côté de Genève, furent restitués à la maison de Savoie.

C'est ainsi que le Chablais perdit Saint-Maurice.

Un demi-siècle plus tard, la monarchie de Savoie,
sourdement minée durant l'espace de soixante ans,
succomba sous le règne d'un prince qui pouvait
être bon, mais qui était incapable.

En 1536, François Ier, sous de spécieux pré-
textes, envahit la Savoie. Les Bernois, pour prendre part à la curée, s'emparèrent des pays de
Vaud, de Gex et de la partie occidentale du Chablais qui s'étend jusqu'à la Dranse.

Vallon et Bellevaux s'étant mis sous la protec-
tion de Charlotte d'Orléans, dame de Faucigny,
prétendirent ne point faire partie du Chablais.
Cette prétention fut débattue au conseil du roi à
Chambéry, mais, au bout de sept ans, un arrêt inter-
venu débouta les habitants de ces lieux, les déclarant appartenir au duché de Chablais, ensuite
de quoi les chartreux furent expulsés de la maison et de la terre de Vallon dont les Bernois prirent possession en 1543.

D'autre part, les Vallaisans se jetèrent sur la
partie orientale du Chablais, et les populations de
la rive droite de la Dranse, pour éviter les désastres d'une occupation violente, envoyèrent des
députés pour traiter de leur soumission volontaire.
Une conférence publique eut alors lieu dans le
clos de l'abbaye de Saint-Maurice, et les députés de
quarante-sept communes y assistèrent. On y dé-
battit les conditions concernant le maintien de la
religion catholique, des franchises et louables coutumes, etc.

L'acte de dédition fut passé le 25 février 1536.
Il y fut stipulé en outre que les terres ne seraient
restituées au duc de Savoie qu'autant qu'il vien-
drait à être remis en possession de celles qui
étaient occupées par les Bernois.

La Dranse devint alors la limite entre les Bernois et les Vallaisans. Le Chablais occidental forma un baillage dont Thonon fut le chef-lieu. Les Vallaisans donnèrent le nom de *Pays de Chablais de Saint-Maurice en bas* aux communes qu'ils occupèrent. Cette étendue de territoire fut divisée en deux gouvernements : celui de Monthey et celui d'Evian. Plus tard, la partie montagneuse forma une nouvelle division qui fut appelée *Gouvernement des Alpes ou d'Aulps.*

Les Bernois, dans l'espoir de conserver les fruits de leur conquête, s'empressèrent d'organiser la réformation dans le pays qu'ils venaient d'occuper et le partagèrent en sept départements ecclésiastiques, au nombre desquels celui de Thonon et Ternier.

La partie de la Savoie occupée par la France ayant été restituée au duc Emmanuel-Philibert par le traité de Cateau-Cambresis de 1559, les Bernois lui remirent les seigneuries de Gex, de Ternier, de Thonon et tout ce qu'ils avaient delà le lac et le Rhône, en retenant le pays de Vaud (1564). Cinq ans plus tard, les Vallaisans rendirent aussi les terres qu'ils avaient occupées à l'exception du gouvernement de Monthey (4 mars 1569).

La tranquillité dont jouirent ensuite les populations du Chablais ne fut pas de longue durée. L'ambitieux monarque Charles-Emmanuel, par ses audacieuses tentatives sur Genève et le pays de

Vaud, et plus encore par l'occupation du marqui-
sat de Saluces, amena de nouvelles invasions. Par
deux fois Sancy, à la tête de 12,000 Suisses, envahit le Chablais, et les Vallaisans s'avancèrent
jusqu'au pont de la Dranse. Une espèce de traité
de paix conclu à Nyon, en 1589, ne fit qu'irriter
les esprits. Cette malheureuse époque où chaque
parti semblait se distinguer par la perfidie, pesa
fatalement sur le pays livré à toutes les horreurs
de la guerre.

Charles-Emmanuel ne vivant que d'intrigues,
de conspirations et de coups de main, faisait un
jour une paix honteuse et la brisait le lendemain.

La Savoie envahie par Henri IV en 1600, restituée en 1601 par le traité de Lyon, fut occupée de nouveau par Louis XIII en 1630 et ren-
due en 1632. Il fallut la mort du turbulent monarque, survenue en 1630, pour établir une paix
durable.

Les traités de Lausanne (1564) et de Nyon
garantissant le maintien de la religion réformée
dans le Chablais, Emmanuel-Philibert respecta
loyalement la parole qu'il avait donnée; mais son
successeur, ne se croyant pas lié par de semblables actes, entreprit de ramener les populations
dans le giron de l'église romaine. Cette mission
fut confiée à un homme que distinguaient un profond savoir et une habileté extraordinaire. Il appartenait à une des premières familles de Savoie.
J'ai nommé François de Sales que l'église a mis

au rang des saints. La mission commença en septembre 1594 et finit en 1598. Les prédications de l'apôtre du Chablais firent beaucoup, et la force acheva son œuvre.

En 1690, sous le règne de Victor-Amédée II, les Français envahirent de nouveau la Savoie et entrèrent, le 20 août, dans le Chablais qui fut frappé d'une contribution de guerre de 79,496 fr. Le fort des Allinges fut garni de troupes, mais les exactions, les meurtres et les vols devinrent si nombreux, que Thonon et Evian se cotisèrent plusieurs fois pour offrir des sommes d'argent au gouverneur qui y commandait.

Le traité de Turin, de 1690, rendit la Savoie à son ancien souverain. Louis XIV s'en empara une seconde fois en 1702. Le fort des Allinges ayant été détruit quelque temps auparavant par ordre du Gouvernement piémontais, les troupes d'occupation séjournèrent à Thonon et à Evian. Le rigoureux hiver de 1708 à 1709 dont la disette fut la conséquence, vint ajouter au malheur du temps.

Depuis le traité d'Utrecht (1713) la Savoie subit encore à diverses reprises des invasions et des occupations étrangères.

Lors de la réunion à la France, en 1792, le Chablais fit d'abord partie du département du Mont-Blanc et ensuite du Léman dont Genève était le chef-lieu.

A la restauration il redevint Chablais comme devant.

Depuis l'annexion de la Savoie à la France en 1860, le Chablais a été déclaré *zône,* c'est-à-dire pays franc; toutes les marchandises peuvent y entrer sans paiement d'aucun droit. La douane n'y existe plus; ainsi les effets des voyageurs ne sont pas visités en y arrivant, comme cela avait lieu sous le gouvernement sarde.

L'arrondissement de Thonon est divisé en six cantons : Thonon, Abondance, Boëge (nouvellement annexé), Douvaine, Evian et le Biot, divisés eux-mêmes en soixante-dix communes.

L'étendue de son territoire est de 94,955 hectares et sa population s'élève à 63,779 habitants.

Sans avoir des montagnes aussi majestueuses et surtout aussi renommées que le Faucigny, le Chablais, dans la ramification des Alpes qui couronnent ses hauteurs, offre aux touristes quelques ascensions pleines de charmes, telles que celles des dents d'Oche, de Memise, de la Cornette de Bise, etc.

Le Chablaisien est affable et hospitalier, le sexe est remarquable dans plusieurs localités, et le montagnard est doué de la plus robuste constitution. On retrouve le type de la race bourguignonne dans les habitants de cette province, qui ont en général une taille élevée, les yeux bleus, les cheveux blonds et la peau blanche.

Les produits les plus renommés sont les châtaignes et les cerises dont on extrait, par la distillation, le kirschwasser supérieur en qualité à celui de la Forêt-Noire. Il s'en exporte en grande

quantité. Les fromages et les vacherins d'Abondance sont aussi l'objet d'un commerce assez étendu.

L'industrie, cependant, y est presque nulle; on
y compte toutefois plusieurs tanneries importantes
et des exploitations de carrières de gypse et d'ar-
doises.

Quand les voies de communication améliorées
auront rendu les moyens de transport plus faciles,
on pourra extraire l'anthracite des montagnes et surtout utiliser les nombreuses sources d'eau minérale
sulfureuse qui existent dans les hautes vallées.

II.

THONON.

.

On ne sait rien de positif sur l'origine de cette ville. L'imagination vagabonde d'Albanis Baumont la fait remonter à une antiquité trop respectable pour ne pas nous incliner devant elle avec les yeux de la foi. Cet historien, très infidèle et trop fort sur les étymologies, dit que cette ville paraît tirer son nom du celtique *turnewohner*, qui veut dire peuples guerriers vivant dans les tours. Si cela n'est pas vrai, cela peut être flatteur. Il ajoute que Thonon, embelli par les Romains, fut complètement rasé par les Bourguignons dans le troisième siècle et qu'il ne reste maintenant aucun vestige des édifices de ces premiers. Il en attribue la construction, dans l'état où elle se trouve, à Rodolphe III. Albanis Baumont est

du nombre des historiens qui représentent les Burgondes comme des peuplades féroces ne s'éta-
blissant que par le fer et le feu. Mais la critique historique, née de nos jours, a fait justice
de ces exagérations, et, suivant le récit des
chroniqueurs, on voit que le Burgonde était plus
importun, plus incommode et plus grossier que
barbare et méchant. Fatiguées du joug de la ty-
rannie impériale, nos populations accueillirent ces
peuples à titre d'*hospitalité*. Vivant sous le même
toit, les uns et les autres se saluent réciproque-
ment du titre d'*hôtes*. Peu à peu les barbares
prennent la place des agents du fisc et le culti-
vateur romain peut jouir en paix du fruit de ses
sueurs. Ils reçoivent, il est vrai, les deux tiers
des terres, mais le grand nombre de terres in-
cultes rend ce partage peu onéreux, et tout con-
court à la réorganisation de l'ordre social sapé
jusque dans ses fondements.

La destruction de Thonon par les Burgondes
est donc une supposition entièrement gratuite,
lorsqu'au contraire tout nous porte à croire que
nos petites villes prirent un grand développement
sous leur domination, et que de cette époque date
la construction de beaucoup de hameaux, dont
les noms décèlent une origine germanique, tels
qu'Abondance, Allinge, Mesinge, Bissinge, Cur-
singe, etc.

Les antiquités trouvées à Ripaille et quelques
monuments et inscriptions romains attestent évi-

demment le séjour, dans notre pays, des fiers
dominateurs du monde, mais l'absence de voies
consulaires et le nom de *pays désert,* donné à une
partie du Chablais, démontrent le peu d'importance de nos localités à cette époque.

Comme je ne veux pas faire de ce petit livre
une histoire proprement dite, je passe rapidement
sur toutes ces questions controversées.

Les armoiries de Thonon sont : parti d'or et
d'azur, avec la devise : *Constantia contenta* (contente dans sa constance).

Les anciens comtes de Savoie y bâtirent un château dont ils firent plusieurs fois leur résidence,
principalement sous les règnes d'Amédée VIII
et de son fils. Témoin des sanglantes querelles
occasionnées par diverses invasions, il fut ruiné en
1591, et il n'en reste plus aujourd'hui que le nom
donné à la magnifique terrasse sur l'emplacement
de laquelle il s'élevait. Il s'est passé des choses
bien extraordinaires dans ce château fameux, mais
je n'en raconterai qu'une dont j'extrais le récit
des *Familles historiques* du marquis Léon Costa
de Beauregard.

Le fait se passait en 1462. Philippe de Savoie,
surnommé Philippe-Sans-Terre, était le cinquième
fils du duc Louis et d'Anne de Chypre. Il reçut
une partie de la Bresse que son père érigea en
comté en sa faveur....... Pendant ce temps, la
cour de Louis, qui habitait le château de Thonon,
était remplie d'étrangers cypriotes et grecs qui

vivaient aux dépens du prince et du trésor public. Mais c'était surtout contre le grand-chancelier, Jacques Valpergue, et le marquis de Saint-Sorlin, maréchal de Savoie, que s'élevaient les accusations les plus graves. Jacques Valpergue était soupçonné de devoir livrer au roi de France, Louis XI, les places fortes du pays. Philippe qui était l'objet de sa haine jura de venger l'Etat et de faire périr Valpergue. Parmi les seigneurs savoyards et bressans qui secondaient Philippe étaient Boniface de Challent, seigneur de Fénix et de la Rivière; Jacques de Challant, seigneur d'Amaville; François, comte de Gruyère; Anthelme, seigneur de Miollans; Philibert de Compeys, seigneur de la Chapelle et de Draillant; Antoine de la Palud, seigneur d'Ecorens, dit le Petit-Varembon; Pierre de Chissé; Pierre de la Frasse et Guillaume de la Beaume. Il fut convenu que les conjurés se réuniraient à Thollon, près d'Evian, dans les premiers jours d'octobre de l'an 1462, pour y disposer le plan de leurs opérations qui devaient débuter par l'enlèvement du chancelier. En même temps, le comte de Bresse écrivit au bâtard de Rochecouart, dont le dévoûment lui était connu, de se rendre en Chablais avec quelques archers et de l'introduire dans le château de Thonon, sous le prétexte de remettre de sa part des lettres au duc de Savoie et d'en attendre les réponses. Au jour fixé, le prince parut au rendez-vous et y trouva le comte de

Gruyères et le seigneur d'Ecorens avec Guillaume
de la Beaume, seigneur d'Irleins, que rejoignirent,
peu de temps après, Jacques de Challant et Pierre
de la Frasse avec quelques serviteurs armés. La
petite troupe aussitôt se dirigea vers la maison
forte de la Chapelle, où Philibert de Compey
l'attendait à la tête de trente hommes d'armes,
venus de Genève sur l'ordre du comte de Bresse.
Compey était un homme de courage et d'action;
ce fut lui que Philippe chargea, avec Antoine de
Varembon, de l'enlèvement du chancelier. Les
deux conjurés prirent toutes les précautions nécessaires pour ne pas être reconnus et s'embus-
quèrent, au déclin du jour, aux portes de Thonon,
où ils espéraient accomplir leur audacieuse entreprise. Mais ils reculèrent en pensant qu'il fallait,
pour y parvenir, violer l'asile de leur souverain.
Retournés vers le comte de Bresse, ils reçurent
néanmoins l'ordre de poursuivre. Il était impor-
tant de profiter, pour assurer le succès de l'entreprise, de la présence du bâtard de la Rochecouart dans le château de Thonon; on résolut
donc d'y pénétrer sans perdre un instant et la
troupe entière se mit en marche. Il était quatre
heures du matin lorsque Philippe, à la tête des
conjurés, parut à la porte du château. Antoine de
la Palud, heurtant violemment la lourde porte de
son gantelet de fer, cria aux gardes d'ouvrir à
Philippe Monsieur de Savoie. On obéit sur le
champ, et le comte de Bresse, précédé par l'im-

2

périeux Varembon, pénétra dans la cour suivi de
tous les siens. Le bâtard de la Rochecouart conduisit Philippe à la porte de l'appartement qu'occupait le chancelier de Savoie. La porte en était
solidement fermée; le seigneur d'Ecorens heurta
en disant : ouvrez à Philippe Monsieur, et alors
le seigneur de Seyssel, maréchal, demanda: m'as-
surez-vous, et Philippe répondit : oui, vous. Seyssel ouvre aussitôt et les conjurés se précipitèrent
impétueusement dans la chambre ou Valpergue, son fils et les deux maréchaux assistaient
à la messe. Valpergue, comprenant toute l'étendue du danger, se jetta avec son fils dans un cabinet obscur et parvint à s'y barricader. Mais
quelques archers, à l'aide d'un banc, firent voler
la porte en éclats, et d'Ecorens, saisissant le
chancelier tremblant, l'arracha de ce dernier asile
tandis que Compey et Chissé s'assuraient de son
fils et que Rochecouart arrêtait le marquis de
Saint-Sorlin qui fut bientôt poignardé par le bâtard de la Rochecouart. Les conjurés quittèrent
Thonon après avoir cherché à se justifier aux
yeux du duc et partirent pour Morges avec le
chancelier prisonnier. On arriva à Nyon puis à
Morges. Là le chancelier fut interrogé judiciaire-
ment et accusé de trahison, de cruauté et de sor-
cellerie, mais ne répondant pas, il fut soumis au
plus cruel supplice et enfin avoua ses crimes. Il
fut embarqué dans un bateau et noyé dans le lac
Léman qui, seize ans auparavant, avait servi de

sépulture à son prédécesseur Guillaume Bolomier.

Vis-à-vis de la place du Château, à la descente de Rive, je ferai remarquer un petit jardin entouré de murs auquel se rattache le souvenir d'un triste épisode de l'invasion bernoise en Chablais, vers le milieu du XVIe siècle. A cette époque son emplacement était occupé par une maison appartenant à un nommé Le Clerc préposé à la garde des remparts de la ville. De là un souterrain conduisait au château. Le Clerc négocia avec les Bernois et leur livra le secret de cette ouverture où ils pratiquèrent une mine et firent sauter une partie des murs pour entrer dans la ville. En 1590 le Sénat de Savoie condamna ce traitre à être pendu pour crime de lèze-majesté. L'arrêt porte qu'après l'exécution sa tête sera séparée du tronc et que le reste du cadavre devra être écartelé au moyen de quatre chevaux. Sa maison, y est-il dit, sera rasée de fond en comble, et si, pour le paiement de ses dettes, elle doit être conservée, on appliquera contre les murs une pierre qui portera gravée la condamnation, pour transmettre à perpétuelle mémoire une semblable infamie et la livrer à la vindicte publique.

L'arrêt du sénat ne trouvant pas d'obstacles dans les droits des tiers, la maison fut rasée et l'on sema du sel sur la place.

Au commencement du XVIIIe siècle cette pièce fut transformée en jardin botanique par Claude-Philippe Dessaix, maître-pharmacien, et son petit-fils Charles-Joseph-Eugène proto-médecin de la province du Chablais en fit l'acquisition le 6 août 1706.

Le duc Amédée IX, qualifié de bienheureux, naquit au château de Thonon le 1er février 1435. Une inscription de la fontaine de la halle rappelle cet événement.

En 1433 Amédée VIII fit agrandir la ville, et le 12 novembre 1598 Charles-Emmanuel ordonna au seigneur d'Avully de la faire clôre de bonnes et suffisantes murailles, attribuant à ce manque de fortifications les désastres des guerres précédentes.

La peste ravagea le Bas-Chablais en 1348, et Thonon fut presque entièrement dépeuplé; la famine s'en mêla, car les bras manquaient à la culture des champs. Pour suppléer aux céréales et autres fruits de la terre que l'on ne pouvait obtenir, les habitants se mirent à élever une grande quantité de porcs qu'ils nourrissaient avec des châtaignes. Allinge fut réduit à dix familles; il n'en resta que cinq ou six dans les villages de Marin et de Publier. Mais le village de Concise fut entièrement préservé du fléau. Ses habitants attribuèrent ce miracle à l'intercession de saint Sébastien qu'ils avaient constamment invoqué dans ce temps de désolation.

Trois siècles plus tard (1629 et 1630), la famine revint plus terrible. Les routes étaient couvertes de cadavres d'individus morts de faim. On était réduit à brouter l'herbe dans les champs.

Les évêques de Genève, de Bourges, de Belley

et de Maurienne se trouvaient alors à Thonon où ils procédaient aux informations requises au procès de la béatification de saint François de Sales et ils se distinguèrent par leurs œuvres de chartié.

Dix ans après la peste reparut et ce fléau, selon la tradition populaire, ne cessa qu'en vertu du vœu fait par le peuple de solenniser la fête de l'immaculée conception.

On accusa les juifs d'empoisonner les fontaines et sans l'énergie des autorités plusieurs de ces malheureux eussent été massacrés, car leur quartier subit un siége dans toutes les règles. Il y avait fort longtemps que les juifs étaient établis à Thonon, où ils étaient parqués dans la Grand' Rue, depuis l'extrémité sud du collége jusqu'à la rue de la Visitation.

Amédée VIII dans ses *Statuta Sabaudiæ,* publiés en 1438, avait ordonné qu'ils fussent séparés des chrétiens et rassemblés, depuis le coucher du soleil jusqu'à son lever, dans un quartier sûr et fermé. Et afin qu'ils fussent distingués des fidèles, ils devaient porter sur l'épaule gauche une roue partie de drap rouge et blanc.

Rien ne les signale plus aujourd'hui à la fureur des populations, mais lorsqu'il y a une procession à Thonon, le cortége ne passe pas dans le quartier réprouvé, et cela en plein dix-neuvième siècle !

En 1421, Amédée VIII étant à Lausanne fut prévenu de la visite de Philippe-le-Bon, duc de

Bourgogne. Il se hâta de traverser le lac et de
revenir à Thonon d'où il délégua Henri, seigneur
de Colombier, un de ses principaux favoris, pour
le recevoir à la frontière du Chablais et le faire
régaler partout. Ce prince, dit Guichenon, fut ac-
cueilli à Thonon avec des magnificences incroya-
bles, le duc Amédée n'ayant rien oublié de ce
qui pouvait contribuer à sa satisfaction et à son
divertissement; car il fit faire plusieurs joutes et
tournois, des combats d'animaux *farouches* et des
batailles navales sur le lac Léman.

En 1429, le duc Amédée fit bâtir l'église de
Saint-Sébastien.

Thonon renfermait, avant la révolution, sept
communautés religieuses dont on peut voir encore
les énormes bâtiments :

1° La Sainte-Maison, érigée par bulle du pape
Clément VIII en date du 13 septembre 1599. Cet
établissement, sanctionné par Charles-Emmanuel,
comprenait : 1° une congrégation de sept prêtres,
à la tête desquels se trouvait un préfet; 2° une
mission de prédicateurs capucins; 3° un collége
pour y apprendre les belles-lettres; 4° un sé-
minaire pour y élever sept jeunes garçons aux
choses ecclésiastiques; 5° une université publique
pour y enseigner la théologie, le droit civil et
le droit canon, ainsi que la médecine; 6° une
maison des arts pour apprendre aux enfants les
arts mécaniques; 7° une maison de refuge pour retirer les nouveaux convertis et instruire dans la foi

ceux qui voudraient abjuror l'hérésie. Entre autres priviléges, la Sainte-Maison jouissait de celui
de grâce pour deux condamnés à mort, chaque
année. Les prêtres portaient pour insigne, pendue
à une chaînette d'or, une petite croix de saint
Maurice en émail où était peinte l'effigie de
N.-D. de compassion.

Ce vaste plan d'institution ne fut exécuté qu'en
partie.

2° Les BARNABITES, chargés de l'enseignement
du collége, établis en 1615. Leur magnifique bâtiment sert aujourd'hui de caserne.

3° Les CAPUCINS, qui vinrent en 1608. Ces années dernières, des religieux de cet ordre ont
fait bâtir un couvent sur l'emplacement de l'ancien château de la Fléchère à Concise, au bord
du lac, dans une des plus riantes situations.

4° Les VISITANDINES qui quittèrent Evian en
1627. Il y a une trentaine d'années, des religieuses de la Visitation ont acquis les bâtiments de
l'ancien monastère et s'y sont établies.

5° Les MINIMES dont le couvent fut fondé le 26
avril 1336, par Albert de Genève, marquis de
Lullin, gouverneur du Chablais. Les religieux furent tirés du couvent de Besançon. Il sert actuellement d'hospice civil.

6° Les ANNONCIADES CÉLESTES. Le couvent de ces
religieuses à Saint-Claude ayant été brûlé lors
des guerres de la Franche-Comté, elles vinrent
se réfugier à Thonon en 1637, au nombre de

vingt-trois, y compris quatre Allemandes d'un
couvent d'Alsace qui avait subi le même sort.
Protégées par le marquis de Lullin, elles habitè-
rent d'abord plusieurs endroits de la ville et bâtirent ensuite, en 1688, le couvent qu'elles occupèrent jusqu'à la révolution au haut de la ville, lieu dit Vers-la-Croix.

7° Les Ursulines, dont le nom a été conservé
à un des faubourgs de la ville.

Depuis quelques années Thonon s'embellit à
vue d'œil : la Grande-Rue pavée en pierres pla-
tes, la rue de Vallon macadamisée, d'élégantes
fontaines, des maisons neuves, des bâtiments pu-
blics lui ont fait subir une heureuse métamorphose.

Entre autres établissements, il y a : une société
de secours mutuels, une caisse d'épargne, un pensionnat tenu par les frères de la doctrine chré-
tienne, deux cercles, un cabinet de lecture, un
bureau télégraphique et une imprimerie où l'on
publie quatre journaux : *Le Léman, La Nymphe des
Eaux, Le Nuage* et *La Ferme des Alpes.*

Thonon a une population de plus de 5,000 habitants. Il est élevé de 430 mètres au-dessus du
niveau de la mer, à la distance de 34 kilomètres
de Genève, de 76 d'Annecy et de 126 de Chambéry.

Cette ville occupe une ravissante situation, sur
une terrasse naturelle qui domine le lac dans sa
plus grande largeur. On y jouit du plus beau
spectacle de la nature. Je l'ai vu comparé quel-

que part à celui du Bosphore, et ce n'est pas
sans raison que cette vaste étendue d'eau, gracieusement encadrée par des promontoires ver-
doyants et par les collines fleuries du canton de
Vaud, a fait dire à Voltaire le grand seigneur :
Mon lac est le premier. Il était à Voltaire comme
il appartient au plus petit enfant né sur ses bords
et qui se joue avec lui au fort de sa colère. Le
lac est au Chablaisien comme le Chablaisien est
au lac.

Thonon est renommé pour la fabrication des
gâteaux et des biscuits de Savoie.

Cette ville a donné le jour à plusieurs hommes
remarquables au nombre desquels je me contenterai
de citer les suivants :

Albert de Genève, marquis de Lullin, descendant
des anciens comtes de Genevois. Il fut précepteur
d'Emmanuel-Philibert, qu'il suivit à la cour de
Charles-Quint. On sait que son élève devint le plus
grand capitaine de son époque.

Daviet de Foncenex, mathématicien distingué,
élève de Lagrange et ami de d'Alembert.

Le général Joseph Dessaix, *le Bayard* du Mont-
Blanc, qui, né en 1764, débuta par une tentative de
révolution en Chablais et fut, pour cela, condamné à mort par le Sénat de Savoie. Réfugié en
France, il y prit part à l'organisation de la légion
allobroge et parvint bientôt aux grades supérieurs
de l'armée. Gouverneur de plusieurs grandes villes
du nord, il eut pu devenir millionnaire : il est ren-

tré dans ses foyers couvert de gloire, mais noble-
ment pauvre. Traitreusement arrêté à la Restauration, il fut détenu pendant six mois dans le fort de
Fenestrelles, et sans l'intervention du roi de Prusse
il eut été fusillé. Il mourut en 1834.

Le général CHASTEL, cousin germain du précé-
dent, avec lequel il fit ses premières armes dans
la légion allobroge. Il se distingua particulièrement à la bataille d'Austerlitz et à celle de la
Moskowa. Lorsque, en 1814, Marmont trahissait
la cause de la patrie, le 6ᵉ corps, mis en mouvement sur Versailles, se trouva tout à coup, par
le fait de la plus insigne lâcheté, au milieu de
l'armée russe. Chastel, qui commandait l'arrière-
garde, apercevant, à l'aube du jour, les lignes
ennemies, rebroussa brusquement chemin et sa
petite troupe parvint à échapper à la trahison.
Ce fait seul suffit pour honorer la vie d'un
homme. Chastel est mort à Genève le 16 octobre 1826.

Le général Joseph-Marie DE FORAS né le 2 décembre 1791. Forcé par sa mauvaise santé à quitter le
service vers la fin de la campagne de 1848, il refusa
le commandement général de Modène et celui de
Turin. Il fut député du Chablais au parlement
sarde et mourut au château de Thuiset près Thonon,
le 24 octobre 1854.

Une des branches de la maison GERBAIX-SONNAZ
appartient au Chablais. Cette famille a souvent
donné à l'Etat et à l'Eglise des personnages distingués.

L'un d'eux, gouverneur de Rumilly, du fort de l'Annonciade et lieutenant-général de cavalerie, fit en 1701 la guerre contre Genève, à l'âge de 90 ans. Il se signala par des prodiges de valeur à la bataille de Monthoux, où il mourut blessé d'un coup de feu en montrant une rare intrépidité, digne d'une meilleure cause. Son fils François fut un des directeurs de l'attaque connue sous le nom de l'*Escalade*, le 12 décembre 1602, mais il expia trop cruellement cette téméraire entreprise, commandée par Charles-Emmanuel, cet orgueilleux monarque, qui parvint à troubler deux siècles. De Sonnaz fut pendu au boulevard de l'Oie avec treize autres gentilshommes. Les têtes des suppliciés et des tués dans l'action, au nombre de soixante-sept, restèrent exposés sur des pieux jusqu'au 11 juillet 1603, et les corps furent jetés dans le Rhône. Genève a érigé de nos jours une fontaine monumentale pour perpétuer le souvenir de ce triste épisode, qu'elle fête encore chaque année, et cette ville a donné à une de ses rues le nom du bourreau qui préluda à ces sanglantes représailles.

III.

ÉVIAN-LES-BAINS.

Evian, ancienne capitale du pays de *Gavot,* (lieu solitaire), est la seconde ville du Chablais. Située dans le pays le plus délicieux et le plus enchanté que l'on puisse imaginer, elle est coquettement assise au bord du lac Léman, à la distance de 10 kilomètres de Thonon, 44 de Genève, 86 d'Annecy et 136 de Chambéry. Sa hauteur, au-dessus du niveau de la mer, est de 377 mètres, et sa population, qui était de 1,523 habitants au commencement de ce siècle, s'élève aujourd'hui à 2,435.

Evian vient du mot patois *évoua* (eau), que les Romains ont traduit par *aquianum.* Comme beaucoup de villes, elle a la prétention de remonter à une antiquité fort respectable. Dès le XIIIme siè-

cle, elle avait son château, sa forteresse, ses tours,
ses murs et ses fossés. On en voit encore quelques vestiges. Ses premières fortifications paraissent avoir été construites par Pierre-le-Petit-Char-
lemagne, qui en affectionnait le séjour; mais les
guerres qui désolèrent le pays à plusieurs époques, et principalement celle soutenue contre le
dauphin de Viennois et le comte de Genevois,
nécessitèrent de nouveaux moyens de défense qui
furent exécutés sous les règnes d'Amédéo V et
d'Amédéo VI. La ville proprement dite était séparée par portes et murs d'un faubourg appelé
la Touvière, qui formait paroisse ayant son église
et son pasteur. De là, rivalité et luttes au moyen-
âge, qui se sont perpétuées jusqu'à nos jours.

Le comte Pierre, surnommé le second Charlemagne, octroya des lettres de franchise et de liberté à Evian, en 1265. Odard les confirma par
patentes données à Chillon le 1er février 1324.

Lors de l'invasion de François Ier en 1536, les
Bernois occupèrent la partie du Chablais jusqu'à
la Dranse. Les habitants du pays de Gavot se
soumirent volontairement aux Vallaisans, et Evian
devint chef-lieu d'un des trois districts qu'ils y
organisèrent.

Les Vallaisans ayant rendu le 4 mars 1559,
au duc Emmanuel-Philibert, les terres qu'ils avaient
occupées pendant trente-trois ans, Evian devint
la seconde capitale du Chablais par les disposi-
tions souveraines qui établirent que le juge-mage

y tiendrait ses audiences deux fois par semaine et les juges subalternes une fois.

En 1591, sous le règne de l'ambitieux et turbulent monarque Charles-Emmanuel, qui, par ses audacieuses tentatives sur Genève, livra notre pays à toutes les horreurs de la guerre, Evian fut pillé par les troupes de Sancy, et les historiens disent que les soldats emportèrent jusqu'aux portes et fenêtres des maisons.

Il y avait anciennement à Evian un couvent de religieuses de Sainte-Claire qui s'y étaient réfugiées après avoir été chassées d'Orbe par la réformation, un couvent de visitandines établies en 1625 et transféré à Thonon en 1627, et un de frères mineurs de l'observance, fondé en 1535.

Deux établissements fort utiles les ont remplacés : le collége qui réunit plus de cent élèves et le pensionnat des dames de Saint-Joseph qui se consacrent à l'éducation des jeunes personnes du sexe. On vient à ce dernier de fort loin et principalement de tous les points de la Savoie et de la Suisse. L'éducation y est excellente et l'instruction aussi solide que variée. Les langues étrangères y sont enseignées avec le dessin, la musique, la botanique, la minéralogie.

L'intérieur renferme un très joli musée.

On voit dans la ville trois vieux châteaux : le château de Blonay, le manoir de Gribaldi et la tour de Fonbonne. Ils ont été restaurés ces années dernières. Le premier est devenu une demeure vraiment seigneuriale. Les deux autres ont reçu de nouvelles destinations. L'un a été transformé en caserne de gendarmerie, et l'autre en hôtel. *Sic transit.*

Vespasien de Gribaldi, archevêque de Vienne, d'une famille originaire de Chieri en Piémont, naquit à Evian. Pourvu de l'archevêché de Turin en 1569, il le résigna bientôt en faveur de Pierre III de Villars et se retira à Evian, où il mourut en 1608.

C'est encore le lieu de naissance du comte Pierre-Louis Dupas lieutenant-général, commandant de la Légion d'honneur, né en 1761. Il fit toutes les campagnes de la république et de l'empire jusqu'en 1813, et se conduisit avec la plus rare intrépidité au pont de Lodi qu'il passa le premier à la tête de 200 carabiniers allobroges. Il est mort à Ripaille en 1823.

Le roi Victor-Amédée II vint en Chablais en 1724, 1725 et 1727 pour prendre les eaux d'Amphion dont nous parlerons plus loin. Il logeait à Evian chez M. le baron de Blonay.

Ce fut lors de son dernier voyage que Mme de Warens, qui était venue, ainsi que plusieurs autres personnes, pour voir la cour du roi de Sardaigne, prit la détermination de renoncer à la religion réformée, après avoir assisté à un sermon de l'évêque Rossillon de Bernex. Le bruit d'un semblable dessein ne tarda pas à se répandre dans le pays de Vaud. Les habitants de

Vevey parlaient de mettre le feu à Evian et d'enlever Mme de Warens à main armée au milieu même de la cour, quand le roi, pour éviter toute tentative, la fit partir sur le champ pour Annecy, escortée par quarante de ses gardes.

Au commencement de ce siècle, le nom d'Amphion fut donné à la source de Châtaigneraz, de celui du village près duquel elle se trouve; ses eaux étaient auparavant connues sous le nom d'*eaux d'Evian,* et cette désignation les a fait confondre par les écrivains avec les sources alcalines, dont la découverte ne date que de la fin du siècle dernier.

Dès lors la réputation de la *Source Cachat,* comme agent thérapeutique, commença à s'étendre en dehors de notre petite ville. Cette première découverte en amena d'autres, et depuis 15 à 20 ans on s'est assuré que plusieurs sources sont également alcalines.

Le premier établissement de bains date de 1824. On en compte actuellement deux : l'établissement *Cachat* et celui de *Bonnevie.* Le premier a subi une restauration complète par la construction d'un magnifique bâtiment qui domine la ville. Le second date de 1859, et il vient d'y être introduit un système de douches approprié à toutes les exigences de la thérapeutique.

L'eau d'Evian est fraîche, douce et agréable. C'est la reine des eaux de table, il s'en fait un commerce considérable à l'étranger.

L'air d'Evian est doux, pur et bienfaisant; le sol y est exempt d'humidité.

Le bien-être dont on y jouit, loin du bruit des grandes villes, au milieu des ravissantes beautés pittoresques de ce petit coin de terre; la douce influence de la nature et le charme mystérieux de la campagne contribuent, comme l'air et l'eau, à ramener la santé, la tranquilité et le repos.

Quand on a passé une saison à Evian on veut y revenir, on le quitte avec regret et on le revoit l'année suivante avec plaisir.

C'est qu'il est beau mon pays et rien ne l'égale.

Il faut le voir dans une tiède soirée d'été, dessous la châtaigneraie ombreuse, quand pas un souffle de l'air ne fait bruire la feuille. Tenez: le soleil s'incline à l'horizon, il dore la crête des monts helvétiques, ses derniers rayons semblent découper dans le feu leurs bizarres dentelures, en teignant de nuances rouges les vapeurs aux figures fantastiques qui nagent dans les airs. On dirait, là-bas, un immense incendie qui embrase l'atmosphère, et cependant le roi du ciel a disparu et la nature peu à peu s'enveloppe de ce voile plein d'ombre et de silence précurseur de la nuit. Déjà quelques points d'or cloués au firmament scintillent aux dernières limites de la vue, le cristal des eaux en reçoit l'image qui tremblotte sur sa mobile immobilité, les étoiles

du ciel se sont donné rendez-vous sur l'élément
liquide, et elles rivalisent d'agilité en glissant sur
le miroir de l'onde. Mais bientôt vient la lune,
son disque paraît avec lenteur et majesté derrière la cime des montagnes; à mesure qu'il s'é-
lève, les étoiles pâlissent, le ciel passe au bleu
clair, les ombres s'effacent, sa tiède lueur glisse
à travers la feuillée, et ses reflets, dans l'immense
horizon qu'ils argentent, soulèvent sur la rive
des ondes d'or. — L'eau électrisée, attirée par
une puissance qui la magnétise, semble pétiller,
et l'âme elle-même s'enivre sous la douce influence de l'astre des nuits.

Il n'y a pas de plume pour décrire un semblable spectacle, il n'y a pas de pinceau pour le
reproduire!

Il faut y assister, il faut voir la petite mer
des Alpes le matin au lever du soleil, le soir au
déclin du jour, pour apprécier tout ce qu'il y a
de féérique dans cette nature sans rivale dont
l'aspect ne rassasie jamais.

La ville d'Evian, cette charmante baigneuse
dont l'onde caresse les pieds, se mire avec com-
plaisance dans le miroir limpide et change tous
les jours de toilette comme une coquette qu'elle
est. Il faut espérer cependant qu'elle ne fera pas
la fin du beau Narcisse trop épris de son image
fugitive.

Les visiteurs seront satisfaits de la métamorphose. Chaque année nous leur promettons de
nouvelles surprises avec la plus cordiale hospitalité.

IV.

UTINAM REMORA.

Les armoiries de la ville d'Evian sont un gros poisson qui en mange un petit. Dans ce bas monde ce sera toujours un peu comme cela. A ce propos, il me prend la fantaisie de vous raconter une anecdote: C'était dans le siècle dernier; un de nos bien-aimés souverains, je ne sais plus lequel, visitait à petites journées le berceau de ses ancêtres et était attendu à Evian. Toutes les maisons étaient pavoisées de feuillages, de guirlandes et de fleurs. Un magnifique arc de triomphe en mousse s'élevait à l'entrée de la ville à porte d'Allinge, et les autorités locales attendaient la venue du monarque. La foule était compacte, les montagnards, en habit de dimanche, étaient descendus en masse, et la **garde** bourgeoise formait la haie au milieu de laquelle devait passer le cortége royal. Le drapeau flottait dans les airs, et l'arc de triomphe était couronné par les susdites armoiries, au bas desquelles, outre la devise de la ville : *Deo et regi fidelis perpétuò,* le syndic d'alors avait ajouté : *utinam remora.* La vue d'une estafette qui arrivait ventre à terre annonçait que le roi ne se ferait pas attendre. Le capitaine de la garde ordonna à ses soldats de se tenir dans la plus complète immobilité ; aussi ressemblaient-ils, comme deux gouttes d'eau, à des soldats de carte. L'un d'eux fatigué de cette position, par trop gênante pour un homme qui n'en a pas l'habitude, interrompit le silence général qui s'était fait, par ces mots : *capteine!* et le capitaine de s'approcher et de répondre : *té que te veu mn'infant! Mochi mé,* répartit le troupier en lui présentant son nez.

L'histoire ne dit pas si le capitaine fut assez complaisant pour rendre le service qu'on lui demandait.

La berline royale arrivait au grand galop, et quelques minutes après chacun pouvait contempler les traits d'un des descendants d'Humbert-aux-blanches-mains. Arrivé sous l'arc, le cortége fit halte et le syndic, s'approchant de la portière, se mit à haranguer le monarque. Je ne vous répéterai pas ses paroles, tous les discours de syndics se ressemblaient dans ces circonstances. Dans tous les cas, je suppose que les rois devaient, à

la fin de leur tournée, les trouver pas mal assom-
mants. Celui-ci cependant se distingua par la pé-
roraison que voici :

Sire !

Si vous jetez les yeux sur les armoiries de notre ville, après l'immortelle devise qui constate
sa fidélité envers Dieu et son roi, vous y lirez
deux mots que vous me permettrez de vous ex-
pliquer : *utinam remora*. Le remora est un petit
poisson qui s'attache aux vaisseaux et les empê-
che de continuer leur marche. Eh bien, majesté,
que votre bonne ville d'Evian soit un remora
pour vous.

A ces mots, le monarque sourit, car je ne crois
pas qu'il eut jamais entendu une flatterie aussi
originalement exprimée et aussi délicate.

V.

EAUX MINÉRALES NATURELLES DU CHABLAIS.

La Savoie est une des plus riches contrées du globe en eaux minérales, la nature a fait jaillir sous nos pas avec prodigalité ces sources bienfaisantes, et l'humanité réclame qu'on en vulgarise la connaissance.

Sous ce rapport, la Savoie peut être considérée, selon l'expression de notre savant chimiste Calloud, comme le *microcosmos* de la minéralogie.

Le Chablais possède une vingtaine de sources dont presque toutes sont exploitées, et qui constituent une véritable richesse dont l'avenir, sous l'empire des lois françaises, saura tirer parti.

Le jury de Besançon a mentionné honorablement

la collection que j'avais envoyée à l'exposition de cette ville.

Voici la série des sources de l'arrondissement de Thonon.

On compte à Évian six sources, auxquelles l'analyse chimique reconnaît les mêmes éléments minéralisateurs, en plus ou en moins grande proportion, mais l'expérience démontre qu'elles présentent dans leur emploi médical, comme les sept sources de Vichy, des différences plus importantes.

Eaux alcalino-calcaires-magnésiennes (froides).

EVIAN.

Source Cachat.

Minéralisation en sels alcalins et terreux, bicarbonatés, 0,295 par 1,000 grammes d'eau.

Débit d'eau par 24 heures : 5,760 litres.

(Analyse faite à l'école des mines.)

Etablissement balnéaire. — Buvette.

Source Guillot.

Minéralisation, 0,528 par 1,000 grammes d'eau.

Débit d'eau par 24 heures : 76,000 litres.

Elle est utilisée dans l'établissement Cachat.

Source Bonnevie.

Minéralisation, 0,436 par 1,000 grammes d'eau.

Débit d'eau par 24 heures : 48,000 litres.

(Analyse Cahours.)

Etablissement balnéaire. — Buvette.

Source Corporeau.

Minéralisation, 0,258 par 1,000 grammes d'eau.

Débit d'eau pendant 24 heures : 5,760 litres.

Elle est connue depuis un temps immémorial et jouit d'une grande popularité.

Appartient à l'établissement de Bonnevie.

Source Montmasson, 1.

Minéralisation, 0,296 par 1,000 grammes d'eau.

Débit d'eau très considérable. Elle n'est pas employée.

Source Montmasson, 2.

Minéralisation, 0,264 par 1,000 grammes d'eau.

Comme la précédente, elle n'est pas utilisée.

THONON.

Source de la Versoie.

Minéralisation, 0,580 par 1,000 grammes d'eau.

Débit d'eau très considérable.

La matière organique de ses eaux est résineuse et balsamique.

Source nouvellement découverte. Analysée en 1859 par MM. Calloud, de Chambéry, François Dumont, de Bonneville, et O. Henry, de Paris.

Ces eaux se recommandent aux mêmes usages que celles d'Evian, et, au point de vue de l'hygiène, elles sont excellentes pour la digestion et pour le travail de l'ossification chez les enfants et les sujets débiles.

La source est à 2 kilomètres de Thonon.

Eaux ferrugineuses, alcalines gazeuses (froides).

AMPHION.

Source de Châtaigneraz.

Minéralisation ferrugineuse à la source : bi-carbonate et c...te de fer, 0,012 par litre d'eau.

Ces eaux étant très altérables de leur nature, ne peuvent être transportées. Il faut les boire à la source.

Deux hôtels.

La source est située sur la commune de Publier, au bord du lac, à 25 minutes d'Evian.

Le plus beau point de vue de l'Europe.

MARCLAZ (Thonon).

Minéralisation, 0,078.

Ces eaux fortement minéralisées peuvent se transporter sans être dénaturées le même jour. Malheureusement la source a été perdue par infiltration, mais il serait facile de la retrouver.

Elle est située à 4 kilomètres de Thonon, sur la route de Genève.

EVIAN.

Source de la Grande-Rive.

Eaux moins minéralisées que celles d'Amphion. N'ont pas été analysées. Conviennent aux estomacs délicats.

Buvette située dans un charmant vallon, à 15 minutes d'Evian.

MAXILLY.

Source de la Petite-Rive.

Buvette sur la grève du lac, à 20 minutes d'E-
vian, sur la route des fameux rochers de Meillerie, devenus célèbres par les amours de Saint-
Preux et de Julie dans la *Nouvelle Héloïse*.

Source de Saint-André ou du Fer-à-Cheval.

La source est située sur la grève du lac, près
du hameau de la Tour-Ronde, à 30 minutes d'E-
vian, vis-à-vis du château de Blonay.

CHATEL (Abondance).

Une source ferrugineuse et une source dite alcaline.

Hypsométrie : 1,153 mètres.

A proximité de l'établissement de Morgins
(Suisse).

(Analyse de L. Michaud, de Genève).

Eaux sulfureuses, mono-sulfhydratées, alcalines (froides).

CHATEL.

Sulfuration à la source : 22°.

Terrains : néocomien et jurassique.

Minéralisation en sels alcalins, terreux, sulfure
de sodium et glairine : 0,721 par litre d'eau.

Source découverte par M. Calloud en 1855.

SAINT-JEAN-D'AULPS.

Sulfuration : 11° à la source.

Minéralisation en sels alcalins et calcaires, sulfure de sodium, et glairine : 1,900 par 1,000 gr. d'eau.

Hypsométrie : 816 mètres.

Ces eaux sont riches en sels alcalins et en sulfure de sodium. Elles manquent de travaux de captage et d'aménagement, et sont inexploitées.

LA FORCLAZ.

Source du Fayet.

Eau sulfureuse non analysée.

La source est sur le bord de la Dranse dont les eaux la recouvrent souvent.

On signale d'autres sources sulfureuses froides, sur les bords de la Dranse, à Féterne, à Larringe et près d'Abondance.

VI.

PROMENADES ET COURSES.

ENVIRONS DE THONON.

Bois des Grottes, charmant lieu de repos	15 m.
Grande-Rive, source ferrugineuse	18 »
Châtaignier de Neuvecelle	20 »
Amphion, source ferrugineuse célèbre	30 »
Poirier-du-Miroir, à Amphion-sur-la-Rive	35 »
Bois Bedfort ou de Blonay, anciennement renommé pour les fêtes et les bals champêtres qui s'y donnaient dans le siècle dernier . .	35 »
Ruines du château de Maxilly . .	50 »
Château de la Tour-Ronde . . .	55 »
Château d'Allamand	55 »
Bois de Tronc, la plus belle châtaigneraie du pays	1 h. — »
Ruines du château de Larringe, vue du Mont-Blanc	1 » — »
Grottes des fées, de Féternes. . .	2 » — »
Rochers de Meillerie et grotte de J.-J. Rousseau	2 » — »
Oratoires de Saint-Paul et ses lacs romantiques	2 » — »
Val de Faverges	2 » — »
Mont Bénant par Saint-Paul, vue presque générale, du lac Léman .	2 » 30 »

Bret (Tauretunum)	2 »	30 »
Saint-Gingolph	3 »	30 »
Le Bouveret (embouchure du Rhône	4 »	— »

COURSES DE MONTAGNES.

Montagne de Mémise et cime d'Oche vue générale du Léman, pr Mémise	5 »	— »
d° d° pr Oche	7 »	— »
Abondance, ancienne abbaye . . .	5 »	— »
Montagne d'Ubine et ses châlets, par Vacheresse	5 »	— »
d° d° par Abondance	7 »	— »
Vallée de Châtel et source sulfureuse (vallée d'Abondance). . . .	7 »	— »
Mont de Granges, ascension la plus agréable et la moins pénible, car la plus grande partie de la course peut se faire en char.	8 »	30 »
Ascension de la Cornette-de-Bise .	9 h.	30 m.
Vallée de Boëge et les Voirons (hôtel-châlet), par Genève . . .	6 »	— »
Ruines de l'abbaye d'Aulps . . .	6 »	— »
Lac de Montriond ou lac Vert (truites renommées)	7 »	— »
Bains de Morgins, au-dessus de Châtel (Vallais)	8 »	— »

On peut revenir de Morgins en descendant par Monthey et prendre le chemin de fer de la ligne d'Italie, pour visiter successivement l'abbaye de Saint-Maurice, les bains de Lavey, la gorge du

Trient, la cascade de Pissevache et les bains de Saxon.

On ne saurait se dispenser de faire le tour du lac et de visiter Lausanne et sa cathédrale, Vevey, Clarens-Montreux (lieux illustrés par J.-J. Rousseau), Chillon (souterrain du Savoisien Bonnivard, ardent défenseur et martyr de la liberté et de l'indépendance de Genève), Villeneuve, etc.

La série des promenades et des courses étant indiquées suivant leurs distances de Thonon ou d'Evian, nous allons maintenant passer de l'une à l'autre sans ordre et sans préférence.

VII.

LA PLAINE ET LA MONTAGNE.

Après le rapide coup-d'œil que nous avons
jeté sur l'histoire locale, nous allons faire des
promenades à travers champs, par monts et par
vaux, promenades d'autant plus agréables qu'elles
sont salutaires et qu'elles contribuent aux résul-
tats heureux d'une cure d'eau. En indiquant içi
les excursions à choisir de préférence, je veux
laisser aux baigneurs et aux touristes l'agréable
surprise des beautés pittoresques que la nature a
prodiguées si largement à notre terre privilégiée.
Les descriptions sont généralement mal accueil-
lies et toujours incomplètes. Pour moi, je comprends mon impuissance vis-à-vis de ces splendeurs que vous jugerez mieux vous-mêmes, car
je ne serai jamais qu'un peintre infidèle.

Je vous dis simplement allez là, et vous irez
chaque jour, sans itinéraire tracé d'avance, où la
folle du logis vous conduira; vous papillonnerez
tantôt à droite, tantôt à gauche. Vous irez dans
ces taillis plein de fraicheur, retraite de la douce
mélancolie aux jours brûlants où le soleil cherche
l'ombre. Puis, quand viendra le soir, balancés mol-
lement sur une de nos nacelles légères, vous de-
manderez au miroir du lac l'image vacillante de
nos grandes Alpes et vous rêverez au bruissement des eaux.

Rêver! n'est-ce pas toute la vie de l'homme?
Endormons-nous alors dans cette jouissance et
berçons-nous, par une belle nuit d'été, au mouvement cadencé de la rame qui fend l'onde, au
murmure de la rive.

Le matin, quand tout prendra vie, quand le
soleil, ce dieu de la nature, aura dardé un de ses
rayons chauds à travers la vitre de votre fenêtre, vous ferez une de ces promenades que je vous
ai désignées. Voulez-vous que je vous accompagne,
je remplirai le modeste office de conteur.

Les souvenirs historiques, a dit Châteaubriand,
*entrent pour beaucoup dans le plaisir ou le déplaisir
du voyageur.*

Quand ainsi vous irez vous asseoir dans un
coin de prairie tout émaillé de fleurs perlées de
gouttelettes de rosées, je vous dirai quelques-unes
de nos légendes populaires, je vous initierai aux
coutumes de nos vallées; car il faut que vous

connaissiez la Savoie, noble terre qui a tant souf-
fert, sous tous les régimes, et qui a dû souvent
déserter en pleurant le foyer domestique, pour
aller demander des lettres de naturalisation à
d'autres cieux et à d'autres climats.

Mais aujourd'hui son avenir est fixé, et les
vents et les flots, peut-être, ne seront plus changeants.

Vous saurez que le nom de *Savoyard*, jeté
comme une injure à l'habitant de nos vallées,
est synonime d'honneur, de dévouement et de
courage héroïque; vous saurez que les fils de la
patrie l'ont toujours porté haut, depuis les Romains jusqu'à nos jours, de l'Espagne au Krem-
lin, du Caire à Waterloo.

Alors la bergère des Alpes, couronnée de
bluets, enfanta des héros.

La Savoie, ivre de poudre, se fit soldat, et dans
ces tristes et glorieux jours, les Allobroges surent
vaincre et mourir.

Quand vous aurez parcouru les féériques plai-
nes du Chablais, vous laisserez égarer vos pas
jusqu'au penchant des montagnes, au pied de ces
géants des Alpes dont les sommets sourcilleux
défient l'orage et caressent la tempête. Allez
chercher dans nos chalets alpestres ces mœurs pri-
mitives que n'a point altéré le vent des passions
du jour; allez partager le repas frugal du montagnard, et dites s'il n'y a pas du cœur sous cette
rude enveloppe, et si l'âme ne s'élève pas dans

ces régions où cessent les bruits d'en-bas, pour ne laisser parler que la grande voix de la nature.

Soyez les bienvenus, frères des deux mondes, notre hospitalité traditionnelle ne vous fera jamais défaut, vous en garderez la mémoire. Burinez vos noms sur le granit de nos Alpes, et revenez à chaque saison, au retour des hirondelles, chercher, au milieu de nous, de nouvelles sensations et de nouveaux plaisirs.

PROMENADES HISTORIQUES.

VIII.

LE LAC LÉMAN.

On lit quelque part que saint Bernard, abbé de Clairvaux, que vous ne confondrez pas avec saint Bernard de Menthon, le célèbre fondateur des deux fameux hospices des Alpes, vint à Genève au milieu du XIIe siècle et parcourut ensuite les bords du lac dans le pays de Vaud. « Ce grand » saint, dit un chroniqueur de l'époque, était si » rempli de ses pensées et des méditations pieu- » ses, qu'il ne remarquait pas les pays par les-

» quels il passait. Ayant marché tout un jour le
» long du lac Léman, ses compagnons s'entrete-
» naient un soir de la beauté de cette vaste
» pièce d'eau; saint Bernard leur demanda où
» était donc ce lac qui les avait si grandement
» frappés? Le bon saint l'avait cotoyé toute une
» journée sans y prendre garde. »

Cette histoire ressemble, à quelque chose près,
à celle de ce meunier qui cherchait son âne sur
lequel il était à cheval.

Mais voici dans ce genre un fait que personne
ne saurait révoquer en doute, car il s'est passé
de nos jours.

Il y a une vingtaine d'années, un Anglais,
parti de Genève, fit le tour du lac, en passant
par la Suisse et revenant par le Chablais, sans
l'avoir aperçu. De retour le soir à Genève, il entra dans une violente fureur et s'en prit à tous
les gens de l'hôtel, déclarant que c'était une infamie, qu'il était le jouet d'une atroce mystifica-
tion, qu'il était venu exprès de Londres pour admirer les beautés d'un lac si vanté, et qu'il n'a-
vait pas vu la plus petite goutte d'eau. Les
personnes qui l'entouraient, croyant que l'honorable insulaire devenait fou, cherchèrent à lui faire
entendre raison, mais il ne voulut rien écouter;
il fit atteler des chevaux de poste et partit dans
la nuit. Arrivé en Angleterre, il écrivit aux journaux de Londres une lettre où il rendit compte
de son voyage, jurant sur son âme qu'il n'y avait

à Genève pas plus de lac que dans le creux de sa
main. Il déclara que Voltaire était un imposteur,
qui n'avait chanté le premier des lacs que pour
tromper ses compatriotes, assez imbéciles pour se
laisser prendre au piége et croire à de semblables sornettes.

Grand fut l'émoi à Genève à la lecture de
cette philippique, et chacun se demandait s'il
était le jouet d'une hallucination, lorsque après
forces recherches, la chose s'expliqua; et tous de
partir d'un immense éclat de rire. Figurez-vous
que l'honorable gentleman s'était servi pour faire
sa course d'un char-de-côté, et qu'ainsi, partant
par la rive droite, il avait dû constamment tourner le dos au lac qu'il cherchait en vain devant
lui.

Quand nous ferons le tour du lac, nous tâche-
rons de ne pas être aussi distraits que saint
Bernard, et nous ne tomberons pas dans l'incon-
vénient de l'Anglais, parce que nous proscrirons
l'incommode char-de-côté qui n'est bon qu'à donner le torticoli, et nous prendrons les bateaux à
vapeur qui desservent les deux côtes.

Aujourd'hui, pour commencer par le commencement, nous ferons connaissance, si vous le voulez, avec cette magnifique nappe d'eau qu'on appelle le Léman, et nous utiliserons, pour notre
promenade, une de ces légères embarcations qui
se balancent gracieusement dans le port.

Holà! vieux bateliers, levons l'ancre, le temps

est superbe, déployons la voile et laissons-nous
aller au souffle de la brise, là-bas, en vue de
l'amphithéâtre où le regard s'arrête avec com-
plaisance, de la Tour-Ronde à Amphion, sur la
colline verdoyante que couronnent les hauteurs
de Memise et de la Dent-d'Oche.

Nous y sommes, et pendant que votre imagination se berce délicieusement à la vue de tant de
splendeurs, je vais vous dire quelques mots sur
ce lac, notre orgueil et notre joie.

A l'occident du mont Saint-Gothard, à plus de
1,600 mètres au-dessus du niveau de la mer, les
paysans du Vallais montrent avec respect aux
voyageurs une modeste fontaine qui sourd d'une
petite prairie, et qui, par un phénomène remarquable à cette hauteur, est sensiblement chaude.
Les pâtres la vénèrent comme la source du Rhône
et ils refusent l'honneur d'en être l'origine à deux
torrents impétueux qui sortent des glaciers et viennent, en se joignant à elle, troubler la limpidité
de ce filet d'eau.

C'est en effet le point de départ de ce fleuve
majestueux qui, après avoir traversé le Vallais,
verse ses eaux dans le lac Léman et en ressort,
à Genève, pour se jeter dans la Méditerranée.

Les anciens prétendaient que ses eaux ne se
mélangeaient point avec les eaux du lac. AMMIEN
MARCELIN, qui écrivait vers l'an 360, l'affirme
d'une manière positive. Les cartes du siècle dernier vont jusqu'à indiquer le tracé que le Rhône

doit parcourir. On a peine à comprendre aujour-
d'hui qu'une erreur aussi grossière ait été accréditée aussi longtemps. Il en était de même du
Rhin dans le lac de Constance.

Notre lac, avant la domination romaine, était
désigné par les Grecs sous le nom d'*Accion*. Les
Celtes le nommaient *Limen*, soit *lac du Désert*.

La carte de Peutinger, que l'on croit avoir été
faite sous l'empereur Théodose, à la fin du qua-
trième siècle, et l'itinéraire d'Antonin le dési-
gnent sous le nom de lac de Lausanne *(lacum
Losone)*. On voit, sur d'anciennes cartes : *lac de
Lausanne* ou *lac de Tonon*.

D'autre part, CÉSAR, dans ses *Commentaires*, et
AMMIEN MARCELIN, l'appellent *lac Léman*, qui n'est
qu'une corruption du *Limen* celtique, expression
d'autant plus significative qu'il arrose le pays de
Garot (lieu désert).

On lui donna, beaucoup plus tard, le nom de
lac de Genève, de celui de la principale ville qu'il
baigne. De nos jours, la dénomination de *lac Léman* a repris faveur, et se trouve généralement
employée dans le langage de la géographie politique. C'est ainsi qu'il y a eu une république
Lémanique, un canton suisse du *Léman* et un département français du même nom.

Ce lac, comme vous le voyez, est situé à l'extrémité nord de la Savoie, au milieu de la grande
vallée qui sépare les Alpes de la chaîne du Jura.
Elevé de 375^m au-dessus du niveau de la mer,

il affecte la forme gracieuse d'un croissant dont
la convexité est tournée vers le nord avec une
légère obliquité vers l'ouest. Arrondi à son extrémité supérieure, il prend le nom de Grand-Lac
depuis Villeneuve jusqu'à Yvoire et Nyon, pour
se prolonger en pointe jusqu'à Genève et former,
pour ainsi dire, un autre bassin appelé le Petit-
Lac. Si l'on tire une ligne depuis la pointe d'Y-
voire jusqu'à celle de Promentoux, et depuis Saint-
Disdille, ou la pointe des Dranses, jusqu'à Saint-
Prex, l'espace compris entre ces deux lignes
forme la Grande-Conche, qui est une division du
Grand-Lac.

La longueur du lac, depuis Villeneuve à Genève, en suivant la courbe du nord, est de dix-
neuf lieues, et de quatorze si on le mesure en
ligne droite, au travers du Chablais; sa surface est de trente lieues carrées. Sa plus grande
largeur, entre Thonon et Rolle, est de 13,935 mètres.

D'après les derniers sondages la plus grande
profondeur serait de 350 mètres, près des rochers
des Balmes à Meillerie.

Il existe deux petites îles sur le lac de Genève. La première, située près de Rolle, protége
l'entrée du port de cette ville. Elle porte le nom
d'*île La Harpe*, à cause du monument qui y est
élevé à la mémoire du général C.-A. La Harpe,
natif de cette ville. Sa forme est ovale. La seconde est à un quart de lieu en avant du port

de Villeneuve; elle est plantée de peupliers et n'a guère plus de 20 mètres carrés. Elle porte le nom d'*île de Peilz.*

Je ne vous parlerai pas de l'*île Rousseau*, située dans le port de Genève et ralliée à la ville par le pont des Bergues. Dans cette délicieuse *îlette* se trouve la statue en bronze du grand citoyen, œuvre de Pradier, sculpteur genevois. Drapé à l'antique, ce que je ne comprends pas, le philosophe est représenté assis, dans l'attitude de la méditation. Le piédestal est taillé d'un seul bloc de granit des Alpes. La cité républicaine, après avoir banni Jean-Jacques de son sein pendant sa vie, a cru racheter l'ingratitude de ses contemporains en lui donnant asile après sa mort.

Les rives du lac Léman appartiennent à la Suisse, soit aux cantons de Genève, de Vaud et du Vallais et à la Savoie. La rive savoisienne s'étend depuis Saint-Gingolph jusqu'à Hermance. sur une longueur de 50,500 mètres, et appartient au Chablais.

Le Léman est sans contredit le plus beau des lacs de l'Europe. Illustré par des chantres immortels, il mérite à tous les titres la brillante réputation dont il jouit. La pureté de ses eaux, les sites qu'il déroule à l'œil étonné, la variété d'aspects sous lesquels il se montre à nos yeux, la riche ceinture qui le borde, tout contribue à lui assigner le premier rang.

Le lac est capricieux ; dans les temps calmes.

il présente l'aspect d'une glace immobile aux reflets changeants, et la lumière produit à chaque
heure des accidents de vue étranges. On dirait le
miroir de l'enchanteur Merlin. Un rayon de soleil qui colore une rive et se reflète sur l'autre,
un nuage qui passe, tout contribue à varier le
spectacle de cette superbe goutte d'eau.

Il me souvient qu'un navigateur au long cours
le traita un jour d'une manière fort irrévéren-
tieuse. Surpris par une tempête qui mettait ses
jours en danger, le nouveau Colomb s'écria :
« Comment, j'aurais fait sur mer six fois le tour
du monde, j'aurais sillonné tous les océans sans
encombre pour venir mourir dans un... crachat ? »

Je vous demande bien pardon, mais il a dit le
mot. Passons cette boutade.

En hiver, dans les grands froids, d'après l'expression populaire, le lac *fume;* vue du bord
chablaisien, cette vaporeuse fumée qui sort du
sein des eaux, masque quelquefois la rive vau-
doise; alors c'est une mer sans rivage; l'œil croit
se perdre dans l'immensité; on ne voit plus que
le ciel et l'eau. Puis, lorsque tout-à-coup, dans
un endroit donné, se fait une éclaircie, le regard
plonge et semble découvrir des rivages inconnus.
Mais il faut se hâter de jouir d'un spectacle aussi
ravissant, car, au moment où vous croyez saisir
les contours du magnifique paysage, la main
d'une fée en a brisé l'image, sa baguette l'a touché pour tout faire évanouir. Un souffle qu'on

aperçoit à peine dans l'air ride l'onde et frise en losanges la surface liquide; les vapeurs semblent rentrer dans le profond, les petites nues disparaissent et se fondent, on ne sait où; puis le miroir redevient calme et tranquille, pour montrer, échelonnées sur son encadrement, des petites villes qui y brillent comme des émeraudes, et que l'on croirait toucher du doigt.

Un jour tout est calme, l'air est sans nuages, la nature paraît endormie, l'eau miroite à peine, et si ce n'était un léger clapotement sur la rive, on croirait que c'est un autre ciel. Puis, par un brusque changement, on sent dans l'air un je ne sais quoi qui fait frissonner. Le lac *sent le poisson*, indice de mauvais temps; la trahison vient du nord, une heure suffit pour gonfler ces eaux tranquilles et les bouleverser jusque dans leurs profondeurs. La bise, la noire bise a fait son apparition; le lac, du bleu, passe au vert-noir, les courants l'agitent en tous sens, les rives gémissent, les vagues mugissent, le lac *moutonne* et crie, et le spectacle devient beau d'horreur. L'ouragan siffle dans l'air, la voix de l'homme n'a plus d'écho; dominée par les éclats de l'orage elle cède devant la grande voix de la tempête.

Le lac Léman est sujet à des coups de vent terribles, que rien n'annonce et qui amènent sur ces rives des désastres inattendus.

A des moments donnés, la bise, le joran, la vaudière, ces terribles enfants du nord luttent pour combattre les eaux et broyer toutes les embarcations qui n'ont pu s'abriter dans un port.

Plusieurs des vents qui agitent le lac sont renfermés dans certaines limites et ne soufflent que dans certaines saisons, ou présentent des modifications particulières. Ainsi, la bise souffle par ridées dans la partie orientale et non dans la partie occidentale; la vaudière, qui part du creux du Vallais, ne se fait jamais sentir dans le petit lac, et le jaman, qui vient de la dent du même nom, souffle jusqu'à Meillerie et de là se dirige vers Morges.

Les annales du lac nous ont conservé le souvenir des apparitions mémorables de ces terribles ouragans, qui viennent parfois jeter l'épouvante et la consternation. Dans l'hiver de 1816, un violent incendie consuma l'hôtel-de-ville de Thonon. La bise transportait des tisons enflammés d'un bout de la ville à l'autre, et le froid était si intense, qu'il fallut chauffer l'eau sur la place publique pour alimenter les pompes.

Le *joran* sévit avec fureur dans le mois de juillet 1840, et en 1854 la bise, à l'entrée de l'hiver, régna pendant neuf jours avec une violence dont il n'y avait pas mémoire d'homme.

La hauteur des eaux du lac varie suivant les saisons; elles s'élèvent, en général, depuis le mois d'avril jusqu'au mois d'août, tandis qu'elles diminuent du mois d'août au mois de décembre. La différence annuelle entre les hautes et les basses eaux est en moyenne de 1^m, 84. On estime que le lac contient en été 56, 241, 259, 200 pieds cubes d'eau de plus qu'en hiver.

Outre cette crue régulière des eaux, le Léman est encore soumis à une espèce de flux et de reflux très-particulière. En certains jours d'orage, sans époques déterminées, on voit les eaux s'élever tout à coup d'un à deux mètres, et s'abaisser ensuite avec la même promptitude, puis continuer ce même mouvement pendant plusieurs heures. Les gens du pays donnent le nom de *seiches* à ce phénomène, qui se produit principalement dans le petit lac, et devient moins sensible dans le grand bassin.

En 1817, dans le port de Genève, les barques furent mises presque à sec; il y eut, dans moins de vingt minutes, un abaissement de quatre pieds d'eau qui dura environ un quart-d'heure. Dans le même espace de temps, le lac reprit son niveau.

La science est encore à chercher la cause de ce phénomène. Un savant genevois en a donné une explication fort ingénieuse: il suppose que des nuées électriques attirent et soulèvent les eaux, qui, en retombant ensuite, produisent des ondulations dont l'effet, semblable à celui des marées, devient plus sensible lorsque les bords sont plus resserrés.

De Saussure croit aussi que les variations promptes et locales dans la pesanteur de l'air peuvent contribuer à ce phénomène, et produire

des flux et des reflux momentanés, en occacion-
nant des pressions inégales sur les différentes
parties du lac.

Un autre genre de mouvement, appelé *lardeyre*,
agite le lac. Il a lieu dans le bassin oriental.
Les eaux suivent la direction des côtes par un
mouvement lent, continu, et reviennent ensuite
sur elles-mêmes. La *lardeyre* annonce l'orage.

On observe encore quelquefois une particularité
assez remarquable. Lorsque le temps est chaud,
que quelques petits vents frisent le cristal du lac,
et qu'un orage doit se déclarer, on voit des flammèches s'échapper de la surface de l'eau dessous
la rame du batelier ou dessous les palettes des
bateaux à vapeur. Ces flammèches sont assez
brillantes, et très-visibles.

En hiver, comme nous l'avons dit plus haut,
le lac *fume*; les riverains disent que lorsqu'il
fume trois fois, la saison sera rigoureuse.

A cinquante mètres de profondeur, les eaux du
lac ont constamment la même température, en
été comme en hiver, savoir : 6 degrés centi-
grades.

Quelques auteurs affirment qu'il gela en 762
et en 805 à un tel degré, que des chars purent
passer de Nyon à Thonon.

Cette assertion est complétement inadmissible.
On a vu parfois des glaçons formés sur les bords
s'accumuler, poussés par la bise vers l'étroite is-
sue du lac de Genève, et se réunir pour former

pendant quelques heures, et même quelques jours, une surface solide qui permettait aux patineurs de s'élancer d'un bord à l'autre. Ce phénomène s'est reproduit deux fois dans le siècle dernier, en 1709 et 1789, et trois fois dans celui-ci, en 1810, 1830 et 1854.

Le lac est peu poissonneux, mais il fournit des poissons renommés, au nombre des quels la *ferrat* est des plus abondants. Ce poisson a beaucoup d'analogie avec le *lavaret* du lac du Bourget et ne se trouve pas ailleurs. Joseph du Chesne, médecin de Henri IV, en fait mention dans un de ses ouvrages et le met au-dessus de tous les autres.

Gaspard Bailly, qui écrivait en 1668, dit que les *anguilles* étaient si abondantes dans le Léman, au xv° siècle, qu'elles le dépeuplaient par leur voracité et qu'il fallut recourir à l'excommunication pour s'en délivrer. On leur assigna pour séjour les eaux boueuses du bout du lac, et dès lors on ne pêche plus ce poisson qu'aux environs de Villeneuve.

Un évêque d'Avranche soutient que le lac est devenu moins poissonneux, et que par conséquent les *truites* ont dû diminuer de moitié ensuite de la malédiction dont Dieu frappa le lac après la réforme du xvi° siècle. Heureusement que le cardinal de Guise trouva fort bons les poissons du lac, disant qu'ils n'en *pourraient mais* si les Genevois étaient hérétiques.

LA GRANDE ET LA PETITE-RIVE.

La source ferrugineuse de la Grande-Rive, hameau d'Evian, est située à quinze minutes de
cette ville, sur la route de Meillerie. Après avoir
passé l'auberge du *Tivoli,* on gravit à droite une
légère montée de trois à quatre minutes, et le
voyageur, étonné, se trouve dans le plus charmant
vallon qu'il soit possible d'imaginer. Au milieu
de ces bosquets ombreux, les arbres se mêlent,
se serrent, s'entrelacent et s'élancent sur la cime
les uns des autres, pour former un véritable fouilli
de verdure que perce çà et là un rayon chaud
de soleil, un éclat de lumière.

Tout plaît à l'imagination et au cœur dans ce
petit coin, où les fauvettes se donnent rendez-
vous pour y gazouiller et aimer.

Si ce n'était le bruit d'un moulin qui inter-
rompt la douce rêverie, on se croirait, dans ce

5

site enchanteur, à mille lieues loin du monde. Le philosophe peut y rêver tout à son aise. Deux pas plus haut, le magique panorama du Léman et de ses rives se déroule à nos pieds, et rien ne peut rendre l'impression du sentiment qu'on éprouve par cette transition aussi brusque qu'inattendue.

Là-bas, tout ce qu'il y a de plus solitaire et de plus mélancolique; là-haut, le vaste horizon où se déploie à nos regards fascinés la petite mer des Alpes!

Au centre de cette oasis, la source ferrugineuse coule toute modeste, mêlant son doux murmure au bruit du torrent et à celui des artifices qu'il fait mouvoir.

Je ne sais pourquoi ce petit vallon m'a rappelé Jean-Jacques et les Charmettes.

La source ferrugineuse de la Petite-Rive est située à cinq minutes de là, sur la grève du lac, au bord de la grande route (commune de Maxilly) et mêle fièrement ses eaux rouges à celles du Léman. Ici le point de vue a changé, l'horizon s'est élargi et nous sommes au centre du pays le plus accidenté que l'on puisse parcourir.

Toujours sous le charme de *son beau lac,* Voltaire s'est écrié dans l'enthousiasme causé par la vue de cette féerique nature :

D'un tranquille océan l'eau pure et transparente
Baigne les bords fleuris de ces champs fortunés ;
D'innombrables coteaux ces champs sont couronnés.
Bacchus les embellit ; leur insensible pente
Vous conduit par degrés à ces monts sourcilleux
Qni pressent les enfers et qui fendent les cieux.

La source de la Grande-Rive, écrivait le docteur Dupraz en 1854, convient surtout aux estomacs délicats et je ne doute pas qu'elle ne devienne une richesse thérapeutique de plus et ne contribue un jour à la prospérité d'Evian et au soulagement des malades.

Eh bien! le jour est venu où les deux sources de la Grande et la Petite-Rive, doivent être utilisées, pour les sortir de l'espèce d'obscurité qui les enveloppe.

LE CHATAIGNIER DE NEUVECELLE.

LÉGENDE DE L'ERMITE.

Avant d'arriver au port d'Evian, à l'extrémité orientale de la ville, vis-à-vis du pensionnat des dames de Saint-Joseph, nous allons gravir ce chemin qui serpente à notre droite.

> Chemin montant, sablonnneux, mal aisé.
> Et de tous les côtés au soleil exposé.

Rien ne nous presse, allons doucement, et de temps à autre une petite halte nous permettra de jouir du spectacle qui se déroule à nos yeux à chaque contour de la route.

Les premières maisons qui se présentent appartiennent à la commune de Neuvecelle. L'ancien château n'a d'antique que le nom, sa restauration toute moderne en a fait une maison de plaisance qui fut habitée par Montalembert venu plusieurs fois aux eaux d'Evian.

Encore quelques pas, nous voilà dans une vaste
prairie, et devant nous s'élève majestueusement
le châtaignier monstre auquel tout baigneur doit
une visite de courtoisie.

Dans le rigoureux hiver de 1708 à 1709, les
châtaigniers des environs périrent en grande partie, tous furent plus ou moins atteints par le
fléau, et la commune dût prendre des mesures
pour conserver au pays une ressource aussi précieuse. Le châtaignier de Neuvecelle résista seul
par sa vigoureuse nature.

La propriété dans laquelle il est situé appartient à M. Folliet Bazile. Aujourd'hui, cet arbre
gigantesque, frappé plusieurs fois par la foudre,
est quelque peu déchu de son antique splendeur;
maintes fois le feu du ciel a labouré ses entrailles et y a laissé de profondes traces, mais sa
puissante végétation lutte toujours d'une manière
victorieuse contre les éléments.

Ce vénérable doyen, qui n'a pas moins de
14 mètres de circonférence, a quatre tiges principales et s'élève à 60 pieds de hauteur. Quant
à son âge, si l'on en croit la tradition, il était
déjà aussi monstrueux il y a quatre cents ans, car
il abritait à la fin du xv° siècle, sous son vaste
feuillage, la demeure d'un saint ermite.

Pendant que nous nous reposons un instant
sous son ombrage protecteur, je vais vous raconter ce que la légende dit à cet égard.

C'était sous le règne du duc de Savoie, Charles Ier, surnommé le *Guerrier* : Béatrix, fille du baron de la Rochette, avait été demandée en mariage par le seigneur d'Allinge et celui de Coudrée. Grande était la perplexité du père, qui ne savait quel parti prendre entre ces deux redoutables concurrents, contre lesquels il avait dû combattre pendant plusieurs années. Plus grande encore était l'anxiété de Béatrix, car son cœur brûlait en secret pour un jeune et bel écuyer du nom d'Arnold, dont la bravoure et l'intrépidité avaient maintes fois défendu le château contre ses agresseurs. Mais sa naissance obscure, sa condition subalterne lui défendaient de porter les yeux si haut, et ces obstacles forçaient les deux amants à s'aimer et à soupirer en secret.

Les fiers seigneurs réclamaient cependant une réponse, et il fallait prendre un parti.

Le baron de la Rochette, attaqué d'un mal douloureux et auquel on ne trouvait pas de remède, prit la singulière détermination de faire savoir qu'il donnerait la main de sa fille au mortel assez habile pour le délivrer des souffrances qui ne lui laissaient de repos ni le jour ni la nuit. Le baron était riche et il faisait l'abandon de la moitié de sa fortune dont il dotait Béatrix. Ainsi, beauté, grâces, honneurs et richesses, telle était la récompense promise pour sa guérison.

Cette nouvelle jeta notre amoureux dans un violent désespoir, et dans son délire il voyait sa chère Béatrix passer impitoyablement aux mains d'un apothicaire ou d'un charlatan. Que faire pour endormir sa douleur, pour comprimer les battements de son cœur! Il erre, va, vient et cherche, par des courses forcées, à briser l'âme en brisant le corps.

Un jour, il se trouve égaré loin de sa demeure et rencontre sur sa route un ermite à longue barbe qui s'inquiète de l'égarement dans lequel il se trouve, et l'interroge.

L'histoire est bientôt racontée, les amoureux sont expansifs.

Un orage éclate. Viens avec moi, dit le saint homme, dans ma cellule, à quelques pas d'ici, et nous nous trouverons à l'abri de la tempête.

Quelques minutes les conduisirent à l'endroit où nous sommes assis maintenant. Une cellule creusée pour ainsi dire dans le sol, suivait la pente du terrain, le châtaignier la protégeait de son épais feuillage, et, grâce aux enduits de terre glaise recouverts de mousse, cette retraite solitaire offrait un refuge assuré contre l'intempérie des saisons. Une lampe brûlait devant l'image de la Vierge; une pierre servait d'escabeau.

A son tour, comme preuve de confiance, l'ermite lui raconta qu'ancien soldat de Charles-le-Téméraire, il s'était réfugié sous le ciel qui avait vu naître sa mère, après la bataille de Nancy, où le duc avait été tué, pour consacrer le reste de ses jours à la prière.

Remercie Dieu, mon fils, ajouta-t-il, de t'avoir

conduit en ces lieux, car, atteint moi-même du mal qui consume le baron de la Rochette, j'ai trouvé près d'ici une eau bienfaisante et légère qui m'a guéri radicalement. L'orage a cessé, viens avec moi puiser à la source miraculeuse, et n'oublie pas d'en faire boire chaque jour à l'homme dont tu veux conserver la précieuse existence.

Cela dit, ils s'acheminèrent tous les deux vers un petit tertre isolé d'où jaillissait une eau pure comme du cristal. Arnold en remplit la cruche du solitaire et l'emporta en remerciant le saint homme.

Va, mon fils, lui dit-il, et reviens chaque fois que la cruche sera épuisée, et il ne se passera pas deux lunes avant que la santé du baron ne soit rétablie. Va, et souviens-toi de l'ermite de Newzelle.

Arnold partit et revint souvent; la prédiction se réalisa. Le seigneur de la Rochette vit diminuer peu à peu le mal cuisant qui semblait le mener au tombeau et obtint une guérison complète en continuant à boire de cette eau salutaire.

Après ce merveilleux résultat, comme bien vous le pensez, Béatrix et Arnold furent unis à tout jamais. La cérémonie eut lieu à Ripaille, et la tradition raconte qu'ils vécurent heureux, et qu'ils eurent beaucoup d'enfants.

Ils n'oublièrent pas, au milieu de l'ivresse de leur bonheur, d'aller remercier le bon ermite, et ils s'acheminèrent un jour dans cette intention vers le vieux châtaignier ; mais la cellule était déserte, le vénérable vieillard venait de quitter cette vallée de larmes, et les Feuillants d'Abondance avaient donné, dans leur monastère, un dernier asile à ses dépouilles mortelles.

Je n'ai pas besoin d'ajouter que l'eau qui rendit la santé au baron de la Rochette était précisément celle dont la source attire aujourd'hui chaque année, à Evian, une foule de baigneurs.

AMPHION.

Il existe, à 3 kilomètres d'Evian, une célèbre source d'eau ferrugineuse, connue sous le nom de *Fontaine d'Amphion*. Au temps jadis les eaux de cette station hydro-minérale étaient très courues, car en 1697 R^d Bernard, gardien des capucins d'Evian, consignait déjà, dans son *Mercure acalitique*, les cures merveilleuses qu'elles opéraient.

On les appelait les eaux d'Evian; la localité ne portait point encore le nom d'Amphion, mais elle était désignée sous celui de *Châtagneriaz*. La bienfaisante et modeste source n'était abritée que par un pavillon rustique. Au commencement du xviiiᵉ siècle les réparations étaient même devenues très urgentes. Le 2 août 1710, Jacques Folliet, notaire et procureur d'Abondance, fut reçu bourgeois de la ville d'Evian, et la somme qu'il dut compter pour ses lettres de bourgeoisie servit à payer *les frais et fournitures faites au couvert de la fontaine.*

Cette fontaine était fréquentée au xvii° et au xviii° siècles par les princes de la maison de Savoie, dont la cour attirait tout le grand monde des environs; quand les ducs de Savoie et les rois de Sardaigne venaient lui demander la santé, ils séjournaient à Evian. Le roi Victor-Amédée II s'en trouva si bien qu'il ordonna d'en acheter le fond et chargea l'ingénieur Garela de tracer un plan pour fermer la fontaine, en rendre les abords faciles et les environs commodes et agréables. C'est de cette époque que datent les premières constructions d'Amphion. Il n'y avait alors qu'un petit rocher garni de mousse sur lequel sont venus se reposer des têtes couronnées et une foule de grands seigneurs.

Plus tard le vide se fit autour d'elle et la vogue l'abandonna; les bruits du monde s'éloignèrent et bientôt l'on n'entendit plus que le plaintif murmure du filet d'eau sur les cailloux de la rive.

De nos jours la restauration s'est accomplie et le silence a fait place un instant au bruit des joueurs, à la voix monotone des croupiers : *Faites vos jeux! rien ne va plus!* Alors la nymphe d'Amphion, parée d'une robe de fiancée, pensa que tout ce monde élégant était attirée par ses charmes, mais elle le vit s'éclipser avec la roulette. Cruelle déception!

Aujourd'hui l'établissement hydro-minéral d'Am-

phion offre aux étrangers un site sans rival, le
confortable de la vie et le luxe des appartements.
Le directeur actuel a fait d'énormes dépenses
pour embellir ce séjour.

Le pavillon abritant la source d'Amphion, qui
fortifie tant d'estomacs paresseux et débiles, est
décoré de cette inscription d'un latinisme de sé-
minaire :

Aquæ Moæ Prosunt Hominibus Infirmis Omnium Nationum.

Que dites-vous de ce tour de force? Prenez la
première lettre de chaque mot et vous aurez le
nom d'Amphion (1).

Ce charmant séjour n'a aucun lien de parenté
avec son homonyme, le célèbre musicien de l'antiquité qui faisait danser les pierres de Thèbes,
car ce nom veut dire, dans le dialecte du pays,
petit ruisseau.

La fontaine, située sur le territoire de la commune de Publier, appartient à la congrégation de
charité de la ville d'Evian, qui l'a donnée à bail,
le 1er août 1851, à M. Ernest Cheronnet, pour
l'espace de trente ans.

---

(1) *Mes eaux sont utiles aux hommes malades de toutes
les nations.*

Cette espèce d'acrostiche est de Joseph Dessaix, père du
général, proto-médecin du Chablais, mort à Thonon en 1819,
à l'âge de 80 ans.

LE POIRIER DU MIROIR.

Si nous n'avons pas de grands hommes, nous avons du moins de grandes montagnes et de grands arbres ; des arbres célèbres à plusieurs titres. Nous avons d'abord à Bellevaux le hêtre de Labedoyère, sur l'écorce duquel ce soldat-martyr grava son nom ; puis nous connaissons tous, les châtaigniers monstres de Neuvecelle et de la Chavanne ; mais le poirier du Miroir, sans avoir la renommée séculaire de ces arbres géants, est peut-être plus digne d'admiration.

Ce phénomène de végétation et de fructification est situé sur la commune de Publier, à cinq minutes du hameau d'Amphion-Vers-la-Rive, sur le chemin du Miroir, qui cotoie le bord du lac.

Connaissez-vous le Miroir ? — Non. — Eh bien ! je vous engage à laisser vos pas s'égarer vers cette délicieuse retraite, vers ce ravissant séjour, qui se *mire* dans l'eau ni plus ni moins que Narcisse, mais dont il n'a pas à craindre le sort infortuné.

Cela dit entre parenthèse.

Donc, en allant au Miroir, vous vous trouverez bientôt en présence du roi des arbres fruitiers, s'élevant avec majesté au milieu des vignes qui couvrent la plaine.

A une certaine distance il ne paraît pas fort remarquable, mais de près, on reste émerveillé de cette puissance de végétation. Son tronc, à hauteur d'homme, a 3 mètres 45 centimètres de circonférence, et ses nombreuses branches, qui s'élancent à plus de 60 pieds de hauteur, retombent pour former un berceau, sous lequel on pourrait facilement abriter une table de 150 couverts.

Il faut le voir à deux époques de l'année, avec ses fleurs et avec ses fruits. Tout ce que la plus brillante imagination peut inventer ne saurait approcher de la réalité. Figurez-vous un dôme immense tout capitonné de fleurs, si serrées l'une contre l'autre que les branches ont complétement disparu, et dont les feuilles ont tapissé l'intérieur sans en permettre l'entrée au plus petit rayon du jour. Rien d'aussi coquet au-dehors que ce voile blanc bizarement dentelé et picoté d'étamines roses, et d'aussi gracieux au-dedans que ce nid de verdure.

Plus tard c'est une montagne de fruits qui des-

cendent jusqu'à terre, les branches fléchissent
tellement sous le poids qu'il a fallu les soutenir
par des barres de fer. Avec cette armure d'un
nouveau genre, on dirait des preux chevaliers
tout cuirassés et allant en guerre la lance au
poing.

Si cependant ces fruits sont superbes à voir ils
sont loin d'être savoureux, et Tantale eût fait une
piteuse grimace en y mettant la dent. Ils ne flat-
tent pas le palais, mais ils le blessent désagréa-
blement, aussi les désigne-t-on sous le nom de
blessons. Il ne servent qu'à faire du cidre ou plutôt du poiré, précieuse ressource pour les habitants des campagnes, qui appellent ce produit de
la *môde*.

En 1816, de désastreuse mémoire, ce poirier a
donné 1,848 litres de cidre, qui se sont vendus
30 francs l'hectolitre. La récolte de l'année 1860
a été plus abondante encore, et les propriétaires en ont retiré plus de 2,000 litres. Le cidre
se vend 15 francs l'hectolitre.

Cet arbre a cela de particulier qu'il ne produit une si grande quantité de fruits que tous
les trois ans; les deux saisons intermidiaires donnent en totalité une récolte qui équivaut approxi-
mativement au tiers de celle de la troisième année.

Ce résultat est dû à la manière de faire la
cueillette du fruit qui consiste à secouer vigou-
reusement les branches de l'arbre. Cette opé-

ration détache, avec la poire, la petite branche
qu'on appelle *porteur,* et la lésion qu'elle a pro-
duite ralentit les fonctions vitales qui ne reprennent toute leur énergie qu'après une révolution
triennale.

On peut se faire une idée de l'étonnante fécondité de ce poirier quand on saura que, après
avoir été secoué, le sol qu'il abrite, dont la circonférence dépasse 60 mètres, était couvert de
fruits à la hauteur de 80 centimètres; calcul fait,
ce monstrueux tas contenait 124,802 poires. Les
incrédules peuvent le vérifier.

Le poirier du Miroir appartient à une famille
de cultivateurs du nom de Chatellenaz; il a
trois propriétaires qui ont préféré l'honneur de
le conserver dans l'indivision que de se soumettre, pour en avoir une part, au jugement de Salomon.

BOIS DE BEDFORT OU DE BLONAY.

Sur la route de Meillerie, à quelques minutes
du village de la *Petite-Rive*, ce magnifique bois
de châtaigniers est situé sur une esplanade naturelle. Dans le siècle dernier, ce lieu solitaire était
le rendez-vous favori de la société qui fréquen-
tait, pendant la belle saison, les eaux d'Amphion. Un jour, un jeune milord anglais, le duc
de Bedfort, vint y organiser, avec une excentri-
cité toute britannique, des bals champêtres et des
fêtes dont la renommée est parvenue jusqu'à
nous. Le nom du lord, qui était logé au château
de Fonbonne, est resté populaire dans le pays,
et le bois qu'il s'était plu à transformer porte
encore aujourd'hui son nom. Les bals et les di-
vertissements continuèrent jusqu'à la révolution.
Depuis cette terrible époque, le son du violon ne
s'est plus fait entendre sous la feuillée, et ce bois

si longtemps témoin des jeux d'un autre âge, est
redevenu solitaire et silencieux. Plus de scènes
d'amour, plus de doux propos répétés tout bas à
la brume du soir, quand les grandes ombres descen-
dent doucement sur la terre, de la cime des
monts. La lumière vacillante des feux perdus dans
les massifs de verdure a cessé de troubler l'obscurité des nuits. C'est à peine si l'on voit quelques rares lucioles promener lentement sur l'herbe leur lumière sans éclat. Le jour, la tête noire
y fait entendre ses chants les plus doux, et la
nuit, dit-on, l'ombre de milord-duc vient évo-
quer les souvenirs de la terre dans les lieux qui
firent ses délices et les joies de sa jeunesse. On
l'a entendu gémir dans les feuilles des arbres.

Ce bois, qui s'appelle encore bois du bal ou
de Saint-Offenge, dépend du château de Maxilly.
Il en existe une curieuse gravure dans l'album
des vues du Chablais, publié à Genève vers le
milieu du siècle dernier par le sieur Pierre Es-
cuyer, qui le dédia à messire de Regard, marquis
de Lucinge, seigneur de Féterne, Peillonnex et
autres lieux.

RUINES DU CHATEAU DE MAXILLY.

Ce château appartient à la famille de Blonay dans laquelle il passa à la fin du xiiie siècle, par le mariage de Raoul avec l'héritière de Maxilly.

Les de Blonay jouissent dans le pays et dans l'histoire d'une antique renommée chevaleresque qui ne s'est jamais démentie.

Un jour, sous le règne de Charles III, des gentilshommes mariés et non mariés s'entretenaient, à Turin, dans un banquet, de la condition des uns et des autres. Simon de Blonay offrit de soutenir et de prouver par la lance et l'épée que les mariés étaient aussi redoutables, en fait d'armes, que les non mariés. Le sire de Corsant se présenta pour les non mariés. Ce singulier tournoi eut lieu devant le château de Turin, et Corsant fut vaincu. Selon les conditions, il devait aller s'agenouiller aux pieds de la dame de Blonay. Mais étant alors en Chablais, le sire de Corsant traversa les monts et se rendit au château de Maxilly. N'y trouvant pas dame Catherine, il se fit traverser le lac, se rendit au château de Blonay, au-dessus de Vevey, où il accomplit la loi du combat, au grand ébahissement de la noble chatelaine, requérant quittance à son honneur et décharge.

Cette gracieuse chronique a été plusieurs fois publiée dans son naïf et vieux style, notamment par le doyen Bridel de Montreux dans le *Conservateur suisse*, ouvrage commencé en 1813. M. de Bougy s'est étrangement mépris en s'en attribuant la découverte.

Nous avons signalé le poirier du miroir. il existe à l'entrée nord du château de Maxilly une monstruosité du règne végétal non moins remarquable. Cet arbre de la famille des *rhamoïdes* a 1^{m}54 de circonférence et s'élève à plus de 40 pieds de hauteur. Ses feuilles n'ont pas d'épines. On l'appelle dans le pays le houx des *chats parlants*, en souvenir de la terrible légende dont je vous entretiendrai plus tard.

Aujourd'hui Maxilly est en ruines. Les puissants barons sont morts, le lierre court sur les murs crevassés; la vaste cheminée n'est plus hospitalière; aux sons du cor, aux aboiements de la meute et au piaffement des chevaux a succédé le silence des tombeaux, et le cri de la chouette se fait seul entendre pendant la nuit.

CHATEAU DE LA TOUR-RONDE.

LÉGENDE DU FER DE CHEVAL.

Encore un château appartenant aux de Blonay,
sur la même route, au bord du lac, vis-à-vis
d'une chapelle en ruine, à laquelle se rattache un
souvenir légendaire.

Dans le nombre des locutions proverbiales qui
désignaient anciennement d'une manière laconique
les qualités que l'on attribuait aux nobles familles chablaisiennes, les historiens citent :

> La grandeur des d'Allinge-Coudrée,
> Le bon ménage des de Loys
> L'antiquité des de Blonay.

L'origine des de Blonay se perd en effet dans
les ténèbres du moyen-âge et je ne veux pas em-
piéter ici sur le domaine de l'histoire, ni tenter
de dresser leur arbre généalogique, mais si l'an-

tiquité est un titre recommandable, l'esprit chevaleresque, l'honneur, le courage et la fidélité ont,
mieux encore et de tous temps, distingué les ancêtres de cette famille, dont, à bon droit, le pays
s'honore.

Laissons parler les faits et la tradition.

C'était en 1536, époque de décadence pour la
maison de Savoie. Le duc Charles III était impuissant à retenir l'Etat au penchant de sa ruine
et la Savoie devait changer de maître. François Ier
s'en empara, sans coup férir, à l'exception du
Chablais sur lequel se jettèrent les Bernois et les
Vallaisans.

Cette guerre d'occupation ne fut qu'une promenade militaire, car Charles III avait laissé la Savoie sans argent, sans troupes, sans moyens de
défense!

Ce souverain, que les uns ont appelé le *Bon*
et d'autres le *Malheureux,* se bornait la plupart
du temps à passer la moitié de sa journée en
prières dans sa chapelle et l'autre moitié à visiter les églises! Aujourd'hui, l'historien, mieux
éclairé, donnera une autre épithète à ce cruel monarque qui fit assassiner Levrier et jeter dans
les fers, au mépris de la parole jurée, le Savoisien Bonivard.

A l'extrémité orientale du lac Léman, s'élèvent
les tourelles massives d'une redoutable forteresse,
jetée sur un roc que battent de tous côtés les vagues du lac.

C'est Chillon, sur les remparts duquel le drapeau de Savoie flotte encore. C'est là que depuis six ans Bonivard, le patriarche de la liberté, gémit dans les fers.

Les troupes combinées de Berne et de Genève se concertent pour attaquer la redoutable forteresse et le 28 mars 1536 la canonnade ébranle ses vieux remparts. Le château n'offre aucune résistance sérieuse, et, la nuit venue, la garnison demande à capituler.

Pendant les pourparlers qu'exigeait la reddition de la place, Antoine de Beaufort, capitaine de la grande galère de Chillon, profite des ténèbres, pour enfouir ses trésors en lieu sûr. Il prend ensuite le large avec une partie de ses troupes, aborde à la Tour-Ronde, met le feu à son embarcation, jette son artillerie dans les flots et se sauve lâchement dans les montagnes.

Voilà l'histoire écrite :

Ecoutons maintenant la tradition :

Au milieu de tant de lâchetés, un seul homme jeta un reflet de gloire sur les derniers moments du règne de Charles III. C'était un *de Blonay*. On dit que ce vaillant homme de guerre, préférant mourir plutôt que d'abandonner son prince et sa foi, se précipita sur son cheval dans le lac et atteignit ainsi, à la nage, la rive chablaisienne. La tradition de ce miracle de témérité s'est transmise jusqu'à nous, car l'habitant de nos vallées a toujours cru que rien n'est impos-

sible au courage fidèle. On montre encore aujour-
d'hui l'endroit de la rive où vinrent s'abattre,
ruisselants des eaux du lac et brisés de fatigue,
cheval et cavalier. Il est indiqué, à la Tour-
Ronde, vis-à-vis du château de Blonay, par une
chapelle en ruine qui porte le nom de St-André,
au même endroit où, quelques heures auparavant,
le lâche de Beaufort avait abordé.

Qu'importe la valeur historique d'une semblable tradition quand on peut l'enregistrer dans les
annales d'une famille.

Mais ce n'est pas tout.

La légende ajoute que le cheval écumant, en
touchant la rive, perdit un de ses fers dans les
profondeurs du gravier sur lequel il s'abattit, et
que le lendemain on vit sourdre une source d'eau
ferrugineuse à laquelle le peuple attribua dès
lors, en raison de ces circonstances, des propriétés merveilleuses.

Telle est l'origine de la découverte de la source
ferrugineuse à la Tour-Ronde.

O mon pays, garde toujours tes souvenirs, tes
traditions et tes légendes, quand la poésie est
d'accord avec le cœur.

Il y a quelques années, l'industrie s'empara du
château de la Tour-Ronde pour y établir une fé-
culerie de pommes de terre, mais l'entreprise ne
fut pas couronnée de succès, et la société, qui
avait pris le titre de *Parmentière*, l'abandonna
bientôt.

LA GROTTE DE J.-J. ROUSSEAU.

En suivant la route du bord du lac on parvient aux rochers de Meillerie, en voiture,
dans l'espace d'une heure. Au delà du village
de la Tour-Ronde, non loin du pont des Al-
lues, aussi appelé pont Rouge, cesse la nerveuse
et luxuriante végétation des environs d'Evian ;
des rochers à pic surplombent la route, et, pa-
reils à des géants d'un autre âge, ils semblent,
du haut de leurs cimes nues, menacer le voyageur qui ne lève pas la tête sans frissonner, pas
plus qu'il n'abaisse le regard vers le lac sans
éprouver une espèce de vertige. C'est qu'il y a
là des profondeurs sans fin d'eau noire, et le
passage du *Maupas* (mauvais pas) ou *Saut-du-
Lièvre*, a conservé le souvenir traditionnel des
crimes qui s'y sont commis avant que la route
actuelle fût ouverte. Il n'y avait alors qu'un pau-

vre et misérable sentier, tout au plus passable pour des chèvres, et les rocs sans solution de continuité plongeaient leurs pieds dans l'abîme. J'ai lu quelque part, dans Raoul Rochette, je crois, autant qu'il m'en souvient, et ailleurs encore, d'interminables lamentations sur ce passage dépoétisé par le marteau et la mine qui ont fait sauter de semblables horreurs; pour moi, dans mon appréciation vulgaire, je préfère la civilisation avec ses conséquences, nous apportant le bien-être et le progrès, à tous les Sauts-de-Leucate du monde.

Les rochers de Meillerie sont devenus célèbres grâce à quelques passages de la *Nouvelle Héloïse*.

Dans une des lettres de ce livre tout brûlant d'amour, Saint-Preux, exilé dans le Vallais par les ordres de Julie, lui fait part qu'il s'est rapproché des lieux où elle demeure, et qu'il a choisi son asile à Meillerie.

« Ce séjour, dit-il, est triste et horrible... Une file de rochers stériles borde la côte et environne mon habitation, que l'hiver rend encore plus affreuse.

» Parmi les rochers de cette côte j'ai trouvé, dans un abri solitaire, une petite esplanade d'où l'on découvre à plein la ville heureuse où vous habitez. Jugez avec quelle avidité mes yeux se portèrent vers ce séjour chéri. Le premier jour je fis mille efforts pour y discerner votre demeure; mais l'extrême éloignement les rendit

vains, et je m'aperçus que mon imagination don-
nait le change à mes yeux fatigués. Je courus
chez le curé emprunter un télescope, avec lequel
je vis ou crus voir votre maison; et depuis ce
temps-là je passe les jours entiers, dans cet
asile, à contempler ces murs fortunés qui renferment la source de ma vie. Malgré la saison, je
m'y rends dès le matin et n'en reviens qu'à la
nuit. Des feuilles et quelques bois secs que j'al-
lume servent, avec mes courses, à me garantir
du froid excessif. J'ai pris tant de goût pour ce
lieu sauvage, que j'y porte même de l'encre et
du papier; et j'y écris maintenant cette lettre sur
un quartier que les glaces ont détaché du rocher
voisin. »

Puis il ajoute, à la fin cette lettre :

« Je n'ai plus qu'un mot à vous dire, ô Julie!
Vous connaissez l'antique usage du rocher de
Leucate, dernier refuge de tant d'amants malheureux. Ce lieu-ci lui ressemble à bien des égards :
la roche est escarpée, l'eau est profonde, et je
suis au désespoir. »

Cette description ne peut être complète sans
une autre citation.

Plus tard, Saint-Preux conduit Julie, devenue
Mme de Wolmar, dans la retraite isolée de Meillerie, qui lui avait servi d'asile au milieu des
glaces.

« Nous y parvînmes, écrit-il à milord Edouard,
après une heure de marche par des sentiers tor-

tueux et frais, qui, montant insensiblement entre
les arbres et les rochers, n'avaient rien de plus
incommode que la longueur du chemin. En approchant, et reconnaissant mes anciens renseignements, je fus prêt à me trouver mal ; mais je
me surmontai, je cachai mon trouble, et nous arri-
vâmes. Ce lieu solitaire formait un réduit sauvage et désert, mais plein de ces sortes de beautés qui ne plaisent qu'aux âmes sensibles, et paraissent horribles aux autres. Un torrent, formé
par la fonte des neiges, roulait, à vingt pas de
nous, une eau bourbeuse, et charriait avec bruit
du limon, du sable et des pierres. Derrière nous
une chaîne de roches inaccessibles séparait l'esplanade où nous étions de cette partie des Alpes
qu'on nomme les glacières, parce que d'énormes
sommets de glaces, qui s'accroissent incessamment,
les couvrent depuis le commencement du monde.
Des forêts de noirs sapins nous ombrageaient tristement à droite. Un grand bois de chênes était
à gauche, au-delà du torrent ; et au-dessous de
nous cette immense plaine d'eau que le lac forme
au sein des Alpes, nous séparait des riches côtes du pays de Vaud, dont la cime du majestueux Jura couronnait le tableau. »

Arrivés au village de Meillerie, un guide vous
conduira à l'endroit que les habitants du pays
ont appelé la grotte de Jean-Jacques, et, avec
un peu de bonne volonté vous y trouverez l'a-
sile supposé de Saint-Preux, décrit par le citoyen

de Genève; mais, si vous ne voulez pas être exposé à de pénibles mécomptes, il faut voir tout cela avec les yeux de la foi. Ce que l'on vous montrera pour une grotte est tout ce que vous voudrez, excepté une grotte. Quant à se précipiter de là dans le lac, la comparaison du Saut-de-Leucate est le fruit de l'imagination du poëte, qui n'est très-probablement jamais venu dans ces lieux.

Cependant un touriste qui se respecte doit faire une excursion jusque-là, et s'il n'est pas pleinement satisfait de la fiction de l'*Héloïse*, il sera amplement compensé par les promenades qu'offrent ces bois tortueux coupés de ravins, et ces gorges escarpées où il pourra s'égarer en rêvant une journée tout entière, sans que le plus léger bruit d'en-bas ne vienne le distraire de ses contemplations.

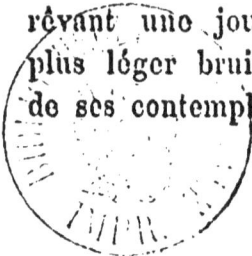

TAURETUNUM.

A une demi-heure de Meillerie, le village de
Bret rappelle le souvenir d'une épouvantable catastrophe que quelques historiens croient avoir eu
lieu dans cette localité.

Ils prétendent que ce bourg a été construit sur
l'emplacement qu'occupait autrefois l'antique Tauretunum, détruit au v1e siècle (en 563) à la suite
d'un cataclysme dont la connaissance nous a été
transmise par les récits des chroniqueurs Marius
d'Avenches et Grégoire de Tours.

Voici la narration de ce dernier :

« En Gaule, un grand prodige eut lieu au fort
de Tauredunum, situé sur une montagne domi-
nant le Rhône. Après avoir fait entendre pendant plus de 60 jours une espèce de mugisse-
ment, cette montagne, se détachant et se sépa-
rant d'un autre mont contigu, avec les hommes,

les églises, les terres et les maisons qui la cou-
vraient, se précipita dans le fleuve, et, lui bar-
rant le passage entre ses rives qu'elle obstruait,
refoula ses eaux en arrière; car en cet endroit
le terrain, fermé de part et d'autre par des montagnes, ne laisse qu'un étroit défilé par où s'é-
chappe le torrent. Alors le fleuve inondant la
partie supérieure de son cours couvrit et dévasta
tout ce qui était sur ses rives. Puis cette masse
d'eau se précipitant dans la partie inférieure, sur-
prit les habitants comme elle avait fait plus haut,
les tua, renversa les maisons, détruisit les animaux, et, le long des rivages jusqu'à Genève,
emporta et entraîna 'out par la violence de cette
inondation subite. Plusieurs racontent que là les
eaux s'amoncelèrent au point d'entrer dans cette
ville par dessus les murs; ce qui est croyable,
parce que, comme nous l'avons dit, le Rhône en
cet endroit coule resserré entre deux montagnes,
et qu'arrêté dans son cours, il ne trouva pas sur
ses rives d'ouverture pour écouler ses eaux. Puis,
quand il eut une fois débordé par dessus la montagne abattue, il submergea tout le pays. Après
cet événement, trente moines vinrent au lieu où
s'était écroulé le fort, et en fouillant la terre qui
était restée après la chute de la montagne, ils y
trouvèrent de l'airain et du fer. Tandis qu'ils
étaient occupés à ce travail, ils entendirent la
montagne mugir comme elle avait fait auparavant; mais ils furent retenus par un excès d'ava-

rice, et la partie restée intacte tomba sur eux, les tua et les fit disparaître pour toujours. »

Le récit de Marius d'Avenches diffère peu de celui-ci et renferme les mêmes circonstances exagérées, telle que celle du contre-coup qui se serait fait sentir jusqu'à Genève, au point que le pont construit sur le Rhône à sa sortie du Léman, aurait été emporté.

Grégoire parle de la chute d'un château fort *(castrum)* et Marius d'une montagne portant le même nom, *Tauretunum* ou *Tauredunum*. L'emplacement de ce mont a donné lieu à diverses conjectures, et les savants l'ont fait voyager avec son château en Vallais, en Chablais et même au-dessous de Genève, vers la porte du Rhône. On l'a cherché sous les décombres de chaque massif du bassin du Léman et du Rhône, qui offrent quelques traces d'un éboulement ancien plus ou moins considérable. Ainsi, on a cru trouver le fort en question sous la *dent d'Oche,* à la *Rochia,* entre le Bouveret et la porte du Saix, et enfin entre Vouvry et Colombey.

Plusieurs géographes modernes le placent définitivement au village de Bret, et font observer que l'éboulement en cet endroit a été si considérable qu'il a formé un promontoire de débris dans le lac, profond de 160 mètres, et qu'ainsi l'accumulation a dû être immense au-dessous.

Je ne suis pas de cet avis, car les textes des deux chroniqueurs que j'ai cités ne semblent pas permettre de douter que cette catastrophe n'ait eu lieu à l'extrémité de la vallée du Rhône, au-dessus de Saint-Maurice, près du petit village d'Epinassey.

Sub judice lis est.

Quoiqu'il en soit, les bourgs et les villages du Chablais les plus rapprochés du théâtre de l'événement ont dû souffrir ou même être engloutis à la suite des inondations qu'il occasionna.

Mille ans après la chute du Tauretunum, un éboulement moins considérable, mais qui ensevelit 122 personnes, eut lieu à Bret le 4 mars 1584.

De ce village on peut monter en 3 ½ ou 4 heures au sommet de la dent d'Oche.

7

SAINT-GINGOLPH.

Le torrent de la Morge qui sert de frontière entre la France et la Suisse divise ce bourg en deux parties, appartenant, l'une au canton d'Evian et l'autre au Vallais. Lors de la grande inondation de 1847 deux maisons bâties près de l'embouchure de la Morge furent entraînées et englouties dans les profondeurs du lac. Il y avait au commencement de ce siècle une papeterie sur la partie française; actuellement la ville suisse possède encore un certain nombre d'usines qui lui donnent de la vie.

La vue s'étend sur les dernières terrasses de La Vaux, Vevey, la vallée de la Veveyse, Clarens, Montreux, Chillon, Villeneuve; et au-dessus de ces villes et de ces villages, le Cubly, la dent de Naye, la dent de Jaman, les tours de Mayen et d'Ay. Le Moléson apparaît dans le lointain au-dessus de Vevey.

Près de Saint-Gingolph les curieux vont visiter la *grotte du Vivier*, mais les bizarres stalactites qui l'ornaient ont aujourd'hui presque totalement disparu. Je n'en ferais même pas mention si Raoul Bravard dans son charmant livre intitulé : Ces Savoyards, n'eût pas émis l'idée que cette grotte était celle décrite par J.-J. Rousseau.

« Après avoir franchi la frontière, dit-il, on trouve, à quelques pas, sur la gauche, un chalet qui n'existera peut-être plus bientôt. La ligne du chemin de fer d'Italie l'aura fait disparaître. Ce chalet est abrité par un bouquet d'arbres et construit, tout porte à le croire, sur la grotte habitée par Saint-Preux. Cette grotte s'ouvre au bord du lac dans une paroi de rochers; on la nomme ici la grotte de Vivier. La roche est escarpée, l'eau profonde..... et un amant au désespoir peut y prendre le meilleur des bains, s'il sait nager.

» De là toutefois, on découvre à plein la ville heureuse qu'habitait Julie, Vevey, la ville la plus riante, la plus jolie, la plus admirablement située du canton de Vaud. »

Quoiqu'en dise l'auteur de *Ces Savoyards* la description de Jean-Jacques n'a pas de rappport avec la grotte du Vivier.

Un peu plus loin, sur le bord de la route, à droite, on remarque un rocher d'où suintent une multitude de filets d'eau. C'est le rocher des larmes. Je vous raconterai quelque jour la triste légende qui s'y rattache.

Une ascension très intéressante qui ne demande qu'un jour est celle de la *Chaumeny*. Cette large montagne qui s'étend entre Saint-Gingolph et le Bouveret est coupée par une ravine immense. On y monte par les chalets de la *Frête* (1,882 mèt.) au delà desquels on traverse la Grande-Ravine; puis après avoir dépassé le *Chalet-aux-Chèvres,* on gravit par un ravin le signal de Vougi (2,178 mèt.) De cette hauteur on découvre la vallée du Rhône, le Catogne, le Velan, la dent du Midi, la dent de Morcles, les Moverands et les Diablerets, le Léman, le Jorat et le Mont-Blanc au-dessus des montagnes qui interceptent la vue au midi.

LE BOUVERET.

Ce village, situé près l'embouchure du Rhône, est la première station du chemin de fer de la ligne d'Italie, qui conduit dans cette *vallée* par excellence et si magnifiquement pittoresque de la Suisse.

Plusieurs géographes soutiennent que le lac était anciennement beaucoup plus grand qu'il ne l'est aujourd'hui.

Je ne vous entretiendrai pas des interminables discussions que les savants ont élevées pour et contre cette opinion généralement accréditée au xviiᵉ siècle. Des historiens modernes prétendent qu'il s'avançait dans la plaine sablonneuse et les grands marais qui se trouvent à l'embouchure du Rhône, et que le village de *Port-Vallais,* éloigné d'une demi-heure du lac, était alors situé sur ses bords.

De Saussure, en partageant cette opinion, affirme que les dépôts du Rhône, formés par les sables et les terres qu'il entraîne des Alpes, tendant à remplir de proche en proche le bassin du lac, l'on pourrait au besoin déterminer l'espace qu'il faudrait pour le combler entièrement.

Je suis persuadé que vous n'êtes pas curieux, mais je parie que vous seriez bien aises de connaître le nombre de millions, de milliards d'années nécessaires à cette grande œuvre, afin de nous reporter en imagination à l'époque où nos arrières-neveux pourront se promener sur ce vaste entonnoir.

Mais le calcul est rude, il n'y a qu'un élève de l'école polytechnique qui pourrait l'entreprendre, sauf à mourir avant de l'avoir achevé. De fait, si, depuis les temps les plus reculés, le lit du Léman n'a pas été modifié d'une manière sensible, il est fort à présumer qu'il se passera bien des siècles encore avant que l'on puisse constater un notable changement. Il me semble dans cette question qu'il n'y a qu'une chose incontestable, c'est que le Rhône charriant à l'embouchure un amas de débris, de pierres, de cailloux, de gravier et de sable, tend continuellement et sans relâche à repousser en cet endroit la rive du lac. Ce fait est démontré par le promontoire sablonneux en avant du Bouveret, et qui n'existait pas il y a une cinquantaine d'années. C'est là déjà une terre nouvelle conquise sur les eaux du lac.

L'embouchure du Rhône est chose curieuse à voir, on s'y fait conduire en péniche, et quelques coups de rames suffisent pour arriver à l'endroit appelé *La Batallière*. C'est là que les eaux du lac se battent contre les eaux du fleuve auxquelles elles voudraient interdire l'entrée de leur magnifique bassin, cette débauche d'azur, comme on l'a nommé quelque part. Les eaux boueuses du Rhône viennent brusquement troubler la limpidité et le bleu des eaux du Léman.

Cette profanation ne peut s'accomplir sans lutte : le lac se révolte, l'eau tourbillonne, mais le fleuve sâle avance toujours, va faire sa toilette dans l'immense réservoir pour ressortir à Genève, et rouler ses flots limpides et bleus vers la Méditerranée, ce grand lac français.

Il faut aller visiter La Batallière dans un temps très calme, car autrement il y aurait danger à faire cette promenade, et le tourbillon entraînerait infailliblement l'imprudente embarcation.

SAINT-PAUL.

LÉGENDE DU PETIT NAIN DU LAC.

Il y a de cela bien longtemps.

Claude Fleury, du village de Saint-Paul, était
un gros fermier le plus aisé des environs, et le
seul qui ne partageait pas avec le propriétaire le
fruit des terres qu'il cultivait, car celui-ci demeu-
rant à l'étranger les lui avait cédées à bail contre
une somme d'argent. Le maître venait quelquefois à Saint-Paul, aux époques de payements,
alors il se montrait dur et impitoyable, aussi
Claude Fleury avait-il soin de ne jamais être en
retard. La maison qu'il habitait, située dans le
creux d'un charmant vallon, était proprement tenue par Jeanne, sa femme. La bénédiction de
Dieu y était entrée, car tout prospérait. Les blés
penchaient sous le poids de leurs épis dorés;

d'excellents pâturages nourrissaient de nombreuses vaches dont le lait s'utilisait pour confectionner de très bons fromages recherchés au marché de la ville d'Evian. Il distillait la meilleure eau-de-cerises du pays et M. le curé se plaisait à le signaler à ses paroissiens comme un vivant témoignage de ce que l'homme peut devenir par la bonne conduite et le travail. Jamais la mort n'avait frappé au seuil de cette paisible demeure, pas même la maladie; la femme robuste nourrissait ses enfants qui grandissaient à vue d'œil; il y en avait deux en bas âge, deux autres, hardis lurons, qui aidaient leur père à la culture des champs et un beau brin de fille attendant l'amour à la porte de son cœur. En somme il était heureux et son bonheur faisait envie. Pauvre nature humaine!

Il était très bon et surtout fort charitable. Souvent le soir les jeunes gens et les jeunes filles du village se réunissaient chez lui pour y passer la veillée. C'était une fête quand on disait : nous allons à *local* chez le père *la Joie*. C'est ainsi qu'on l'avait baptisé, car dans ces soirées villageoises, il savait amuser son monde, et racontait des histoires auxquelles chacun prêtait une oreille attentive. Les femmes filaient ou teillaient le chanvre et les hommes fabriquaient des objets et des ustensiles en bois. Quand le temps était beau, et que la lune resplendissait au ciel, on se réunissait devant la maison, et la brise apportait le suave parfum des plantes balsamiques. S'il faisait froid, si la neige couvrait la terre, on se réfugiait à l'*outo* (cuisine). Le vaste manteau de la cheminée abritait les plus frileux, et les veillées se prolongeaient ainsi fort tard, non sans être accompagnées d'un frugal repas.

Tout près de cette demeure fortunée, séjour de la vertu, il y avait un petit lac mystérieux sur lequel on racontait des choses étranges.

Les idées superstitieuses sont profondément enracinées en Chablais. On y a cru de tous temps aux apparitions surnaturelles, aux revenants et surtout aux sorciers dont plusieurs furent brûlés par jugement de l'inquisition.

Un soir il y avait tempête au ciel, l'orage soufflait par toutes les jointures des portes, le tonnerre roulait dans l'immensité, et de temps à autre on voyait à travers les vitres des fenêtres la foudre sillonner le ciel de ses traits de feu. Le fracas était épouvantable, on entendait le craquement des arbres qui pliaient sous l'orage, l'oiseau de nuit faisait retentir son cri strident et lugubre.

— Père, dit l'aîné, entends-tu cette voix? Et tous d'écouter.

— C'est peut-être le génie du lac, dit un autre.

— Silence, mes amis, dit le fermier, Dieu nous garde, mais il y a longtemps que le génie du lac.....

A ces mots un foudroyant éclat de tonnerre interrompit la phrase.

Le premier moment de stupeur passé, et le calme s'étant rétabli :

— Père, insista l'aîné, raconte-nous l'histoire du génie.

— Enfants, que voulez-vous que je vous dise. Je ne sais moi que ce que les anciens du pays ont entendu de leurs arrières grands-pères, qui le tenaient de leurs aïeux. On croit que les de Blonay, nos voisins, ont un bon génie qui veille sur eux et leur inspire les actions chevaleresques par lesquelles ils se sont toujours distingués. Ce génie qui est de la race des nains, car il n'a pas, dit-on, plus de deux pieds de hauteur, habite dans le lac de la *Gottell.t*. Il n'intervient que dans de graves circonstances et son apparition a toujours lieu quand un danger menace un membre de la famille dont il est le protecteur.

Un jour le diable sous la forme d'un chat.....

Mais un nouveau coup de tonnerre, plus effrayant que le premier, interrompit le narrateur, et l'on entendit une voix qui cria : Tais-toi ou malheur à vous.

La frayeur fut à son comble et tous de se serrer l'un contre l'autre.

— Mes amis, ajouta le fermier, ne tentons ni le ciel ni l'enfer, confions-nous en la providence et ne nous occupons pas des choses de l'autre monde. Il se fait tard, l'orage a cessé,

rentrez chez vous, et surtout ne parlez jamais
du petit nain du lac.

Après cette étrange soirée les années s'écoulèrent paisiblement, et le bon Fleury, continuant
à jouir des fruits de son travail, vivait toujours
dans l'abondance, aimé et estimé de tous.

Mais le bonheur ne saurait durer ici-bas. Ne
faut-il pas que Dieu éprouve les siens. Une année la
récolte fut mauvaise, il eut de la peine à payer
ses censes. La saison suivante fut pitoyable, les
blés ventèrent, la tempête s'en mêla, pas une
goutte d'eau, un soleil brûlant dessécha tout,
l'herbe jaunie et mourante ne put fournir à la
nourriture des bestiaux, et la douleur commença
à s'asseoir au foyer. L'année d'après, ce fut bien
pis, la pluie tomba à torrents et tout pourrit en
germe. Les eaux séjournèrent dans des mares
stagnantes.

Des émanations putrides survinrent, la fièvre
sévit avec rigueur, le père fut obligé de tenir le
lit; à son tour la mère tomba malade, deux enfants moururent. Depuis longtemps le bonheur
s'était enfui, et la misère, avec ses haillons, s'accroupit en ricanant sur le seuil de la porte de
Claude Fleury. Ce fut une désolation, et le maître, sans pitié, signala durement au pauvre culti-
vateur qu'il eut à sortir de ces lieux.

Les supplications, les prières, les larmes furent
inutiles.

Un soir le malheureux, qui devenait fou de

douleur, était assis sur une pierre au bord du lac
et semblait interroger l'eau pour lui demander
peut-être un éternel oubli aux souffrances de la vie.

Le bonheur l'avait caressé pendant de longues
années et il se trouvait impuissant à lutter contre l'adversité.

Il se mit à douter de la providence.

« Oh! que faire, s'écria-t-il, tout m'abandonne,
et si je meurs que deviendront ma femme et mes
pauvres enfants. Y a-t-il une justice, là-haut;
n'ai-je pas vécu en honnête homme? »

Et le malheureux se penchait sur l'eau; l'eau
semblait l'attirer, il se penchait encore quand
une voix cria :

— Arrête!

La voix paraissait sortir des profondeurs du
lac, des bulles d'air agitèrent le miroir liquide et
la voix se fit entendre plus distinctement :

— Claude Fleury.

— Qui m'appelle?

— C'est moi, le petit nain du lac.

— Oh! viens-tu m'annoncer de plus épouvan-
tables malheurs?

— Non, reprit la voix, je veux te sauver du
désespoir.

— C'est impossible.

— Ecoute. Va trouver à Saint-Paul Aymon de
Blonay, le bienfaisant seigneur de la contrée. De-
mande-lui de cultiver quelques-unes de ses terres
si nombreuses. Il connaît ta bonne conduite et ta

probité; va, crois toujours en la justice d'en-
haut et je veillerai sur toi.

Le fermier voulut répliquer, mais l'onde était
redevenue tranquille et la voix ne se fit plus entendre.

Il partit le cœur moins serré pour suivre le conseil du génie du lac. Aimon de Blonay l'accueillit
avec bonté et l'installa dans une ferme des environs.

Les jours de souffrance disparurent, et la prospérité revint comme par enchantement.

Fallait-il ensemencer la terre, le travail était
fait d'avance et tout allait à souhait, sans labeur
et sans peine.

Une main invisible dirigeait tout, pourvoyait à
tout.

S'agissait-il de traire les vaches, le lait écumant se trouvait déjà dans les jattes de bois.

L'époque de la moisson était-elle arrivée, le
grenier était plein de blé, et je vous laisse à
penser comment l'abondance reparut dans la maison.

C'était à n'y pas croire, mais la providence
veillait sur tout et à tout.

Claude Fleury devint alors plus riche qu'il
ne l'avait été.

Un soir il causait en famille.

— Femme, dit-il, c'est au bon génie du lac
que nous devons notre prospérité, il faut être
reconnaissant. Que ferons-nous pour lui?

— Ah! dame, je ne sais trop répond Jeanne.

— Penses-y, femme, c'est bientôt la fête de Noël, et dans ce jour de réjouissance il faut lui prouver que nous ne sommes pas ingrats.

Jeanne se creuse la tête et s'arrête à l'idée de confectionner un petit habillement pour le nain du lac.

Toute la famille se mit à l'œuvre et bientôt le petit habit, culottes de même dimension, bas tricotés, souliers de maroquin furent achevés.

Le jour de Noël arriva. Une buche énorme flambait dans le foyer, et quelques voisins, en sortant de la messe de minuit, vinrent chez le père Fleury.

Ce *réveillon,* fut un souvenir des premiers beaux jours du fermier.

On y but du vin de Féternes, c'est tout dire.

Claude raconta ses infortunes, il dit l'intervention du génie qui le protégeait, et tous de boire à la santé du *petit nain du lac.*

Jeanne étala sur la table le charmant costume qui lui était destiné, et le père après avoir fourré une poignée d'or dans une des poches de l'habit :

— Va, dit-il à son fils, va déposer notre cadeau sur le banc de bois de l'étable, le génie saura bien le découvrir.

Il était à peine rentré, que l'on entendit tout à coup des cris et un bruit semblable au tonnerre.

— Ce tapage semble venir de l'étable, dit Claude.

Tous s'y transportent, et quelle n'est pas leur surprise de voir l'habillement du nain déchiré en mille morceaux et les pièces d'or éparpillées sur le sol.

— C'est moi, dit une voix, moi, le génie du lac. Vous avez voulu me payer, et je vous abandonne. J'étais heureux de vous protéger; vous me faites fuir, adieu, mais rappelez-vous ceci :

« Fais le bien pour le bien, jamais en vue d'une récompense. »

Alors le ciel serein se charge tout à coup de noires vapeurs. La foudre éclate, une pluie torrentielle inonde la terre qui tremble.

Les convives se séparent attristés.

Le lendemain l'on vit avec stupeur une mare d'eau noire à l'emplacement occupé par la maison du mauvais riche qui s'était engloutie dans le cataclysme de la nuit précédente.

Claude Fleury continua cependant à vivre dans la prospérité, mais sans être heureux, et vainement il retourna s'asseoir sur les bords du lac.

Le génie ne revint plus.

NOTRE-DAME D'ABONDANCE.

La rivière de la Dranse est formée par trois branches principales qui arrosent trois grandes vallées dont elles portent le nom : Abondance, Morzine et Bellevaux. Leurs eaux se réunissent à Biogo et vont se jeter dans le Léman, au lieu dit le Miroir.

La Haute-Dranse parcourt la vallée d'Abondance. Elle sort d'une montagne nommée Pleine-Dranse, à l'extrémité du territoire de Châtel, dans un petit vallon fort pittoresque appelé le *Bout-du-Monde,* et baigne Châtel, La Chapelle, Abondance, Bonnevaux et Vacheresse.

Le chef-lieu de la vallée est désigné sous le nom de NOTRE-DAME D'ABONDANCE ou de l'ABBAYE, à cause d'un antique monastère dont il reste encore de vastes constructions groupées autour de l'élégant vaisseau de l'église.

8

Si l'on en croit la tradition, saint Colomban, accompagné de quelques disciples, serait venu, vers la fin du v° siècle, se réfugier au milieu des montagnes de cette vallée, et en aurait été expulsé à la chute du premier royaume de Bourgogne. Sans remonter si haut, des documents historiques certains et les caractères architectoniques de l'église prouvent que la fondation de l'abbaye date du commencement du xii° siècle, époque à laquelle le prieur Arluin s'étant établi avec quelques chanoines dans la vallée, l'église de Saint-Maurice-d'Agaune, dont elle dépendait, la lui céda, du consentement du comte de Savoie, Amédée III, en 1109.

Le territoire cédé s'étendait depuis la Morge jusqu'à la montagne de Pertuis; et, par la suite, l'abbaye, devenue puissante, tint sous sa juridiction les abbayes de Sixt, de Granval, de la Gollie, les prieurés de Peillonnex, de Nyon, de Vion ainsi que plusieurs autres églises.

Peu à peu les religieux d'Abondance déchurent de leur ancienne régularité. Leurs mœurs relâchées attirèrent l'attention de saint François de Sales. Ils les dénonça au Saint-Siége et au duc de Savoie qui, en attendant des mesures pour réformer ce monastère, obligea l'abbé à entretenir à ses frais un certain nombre de prédicateurs en Chablais, et à payer, tous les ans, une somme considérable aux religieuses de Sainte-Claire d'Evian.

Mais une réforme complète ne tarda pas à être introduite. Il ne restait plus alors dans cette antique abbaye que six religieux, vieillards incapables d'être ramenés, à cause de leur grand âge, à la vie régulière des cloîtres. Saint François de Sales les dissémina dans divers monastères et leur substitua les Feuillants en 1607. En 1762, sous le règne de Charles-Emmanuel III, l'abbaye d'Abondance fut réunie à la Sainte-Maison de Thonon.

Abondance est situé dans un vallon étroit et sauvage, resserré de tous côtés par de hautes montagnes.

La principale richesse du canton consiste en de magnifiques et abondants pâturages qui nourrissent de nombreux troupeaux dont il se fait un commerce considérable.

Les habitants excellent dans la fabrication d'un certain fromage liquide enfermé dans une écorce, auquel on a donné le nom de *racherin*.

En été la vie est sur la montagne, les troupeaux ont quitté l'étable et paissent sur les hauteurs. Ils y restent jusqu'en automne. C'est alors qu'il faut les voir descendre et couvrir la plaine au bruit de leurs clochettes et du chant des bergers. Ils savent que l'hiver est derrière eux, que les frimas les suivent et que les ouragans vont arriver.

Le voisinage des montagnes y rend les hivers rigoureux et la neige y est abondante. Les vents

sifflent alors dans les gorges étroites, et l'avalan-
che se précipite des hauteurs pour désoler la plaine;
mais des forêts impénétrables préservent souvent
les villages des terribles fléaux qui les menacent.
Aussi cert *nes forêts sont-elles considérées comme sacrées; on les nomme *bois-barrés,* parce qu'il
n'est pas permis d'y aller couper des arbres.
Quelque soit le besoin de bois que peuvent éprouver les habitants, ils n'osent y toucher, tant l'intérêt général, dit Albanis Beaumont, est jugé,
parmi ces honnêtes montagnards, devoir passer
avant toutes les considérations particulières.

L'auteur que je viens de citer fut témoin, dans
le commencement de ce siècle, d'un terrible ouragan qui ravagea une forêt de sapins dont quelques plantes avaient 3 pieds de diamètre et une
hauteur de 80 à 100 pieds. Quoique le nombre
d'arbres détruits par l'orage fut de plusieurs milliers et que les habitants de Châtel eussent réellement besoin de bois, aucun d'eux n'osa en aller
chercher, parce que tous étaient convaincus qu'il
valait mieux se priver de ce qu'ils pouvaient se
procurer sans peine, que d'exposer le village à
des accidents inévitables, en violant des usages
que leurs ancêtres avaient considérés comme sacrés.

J'ai dit que les Burgondes, en venant s'établir
en Chablais, avaient laissé en communauté les
terres qui leur étaient échues dans les hautes
régions. Dans la vallée d'Abondance leurs des-

cendants se maintinrent jusqu'à la fin du xv° siècle exempts de toute espèce d'assujettissement politique, vécurent et se gouvernèrent d'après des
coutumes particulières, empreintes d'éléments importés de la Germanie.

Quoique plusieurs siècles aient passé sur ces
institutions, la population de ces montagnes a
conservé le cachet original de son indépendance
primitive.

Je ne puis résister ici au plaisir de citer de
Saussure, ce grand peintre des Alpes, qui a visité
nos principales vallées :

« Je ne quitterai pas, dit-il, les montagnes du
Chablais sans rapporter un trait qui caractérise
bien l'innocence des habitants de ces hautes vallées. Je rencontrai dans ces vastes sollitudes, in-
habitées dans la saison où je les parcourais, un
jeune homme et une jeune fille qui firent avec
moi une partie de la route. Je m'informai du
motif de leur voyage : j'appris et d'eux et de
mon guide qui les connaissait, que le jeune homme
était un garçon de Fribourg, qui, étant allé pour
une affaire dans le village de cette jeune fille,
avait pris du goût pour elle et l'avait demandée
en mariage. La jeune fille, quoiqu'elle agréât le
jeune homme, ne voulut point l'épouser, sans
avoir pris des informations sur sa personne et sa
famille, et ne voulut s'en rapporter qu'à elle-même, sur une chose qui intéressait si fortement son
bonheur; elle partit seule et à pied avec le jeune

homme, pour aller, à deux journées de là, au travers des montagnes, prendre elle-même les informations qu'elle désirait. Quand je la rencontrai, elle revenait de son voyage très satisfaite. Ce que je trouve de remarquable, ce n'est pas tant le courage de la fille, qui, grande et forte, n'avait rien à craindre de son amant, mais c'est la bonne foi de ces honnêtes montagnards. Car si la fille, mécontente de ses informations, était revenue sans épouser le jeune homme, ce voyage en tête à tête n'aurait porté aucune atteinte à sa réputation. »

LES NOISETTES DU DIABLE.

LÉGENDE.

C'était aux temps modestes de l'abbaye d'A-
bondance qui devait plus tard devenir souveraine
de la vallée.

Les moines, cependant, avaient abandonné la
vie des anachorètes; le relâchement de la discipline s'était introduit au milieu d'eux, et l'abbé
jouissait d'une corpulence indiquant qu'il ne passait pas toujours ses heures en prière. Il avait
triple menton et la face réjouie.

Un jour, le sire de Fées-tornes chassait dans
la vallée avec une suite nombreuse. Ce seigneur
redouté était maigre comme un coucou; on ne lui
voyait que les os et la peau. Il fit la rencontre
de l'abbé d'Abondance dont le visage rubicond et
le large abdomen excitaient constamment son envie.

— Ah! ça, M. l'abbé, lui dit-il, vous serez donc toujours gros et gras, tandis que moi je fais pitié à voir. Cela n'est pas juste, et le seigneur Dieu a méchamment réparti ses dons, car on dit que vous ne le servez guère.

— Ah! monseigneur, reprit l'abbé, ce sont là calomnies.

— N'importe, moine et bombance sont tout un, et m'est avis que vous avez besoin de quelques jours de méditation et d'abstinence. Nous sommes en carême et je veux vous donner pour votre dessert trois noisettes que je tiens d'un démon succube qui eut commerce charnel avec le premier de ma race. Ces noisettes renferment trois questions dont vous m'apporterez la réponse en mon castel, dans un mois, sinon je me charge de vous faire faire le tour de la vallée à cheval sur un âne, la tête tournée vers la queue qui vous servira de bride, pour que votre voyage ne ressemble pas tout-à-fait à l'entrée triomphante de Jésus dans Jérusalem.

Là-dessus le sire de Fées-ternes remit à l'abbé trois noisettes et poursuivit sa route en ricanant : bon appétit, M. l'abbé et tâchez de casser ces noisettes ensorcelées.

L'abbé resta anéanti, et sa langue, clouée au palais, ne sut proférer la moindre parole.

Le soir venu, la communauté réunie pour le repas, l'abbé raconta l'étrange avanture en étalant sur la table les trois noisettes fatales.

— Cassons-les, dit un moine, et nous verrons
bien si nous ne pouvons pas nous tirer de cette
embuche du diable.

La première résiste sous les coups du marteau
qui en fait jaillir des étincelles, mais par un dernier effort elle vole en éclats et met à découvert
un billet portant ces mots : *Quelle est ma valeur?*

La seconde, tout aussi dure à briser, renferme
cette demande : *Combien faut-il de temps pour faire
le tour du monde à cheval?*

La troisième propose cette question : *Quelle est
ma pensée?*

— Ces noisettes sentent le soufre, dit l'un.

— Elles sortent de l'enfer, dit l'autre.

— Mais il faut répondre.

— Advisons.

Chacun dit son mot, et les moines se sépare-
rent sans trouver une solution satisfaisante.

Dès lors les jours s'écoulèrent tristement pour
l'abbé qui cherchait en vain à résoudre ces diabo-
liques problèmes.

Ce faisant, il perdit le sommeil et l'appétit, et
maigrit à vue d'œil. Il devint méconnaissable.

Un jour qu'il se promenait silencieusement dans
le jardin du monastère, la tête penchée sur la
poitrine, il réfléchissait à la terrible alternative
posée par l'inexorable seigneur.

— Oh! quelle triste figure, se dit-il, je ferai sur
cet âne... Mais j'en mourrais de honte et je de-
viendrai la risée publique. Après tout, pourquoi

irais-je au rendez-vous de ce mécréant; de quel
droit vient-il s'imposer ici en seigneur et maître?

Cette pensée de résistance lui sourit d'abord,
mais il ne s'y arrêta qu'un instant, car il avait
tout à craindre du sire de Fées-ternes qui dis-
posait des puissances infernales avec lesquelles
il était en relation directe, selon la croyance populaire.

Et cependant le jour de la redoutable épreuve
avance à grands pas.

Le jardinier de l'abbaye, témoin de sa profonde
douleur, l'aborde :

— M. l'abbé, dit-il, qui vous afflige ainsi? voilà
tantôt vingt jours que vous devenez sec comme
un échalas, par saint Colomban notre vénérable
protecteur.

— Mon ami, dit l'abbé, tout m'abandonne; je
ne dors ni jour ni nuit. Quand je crois que le
sommeil va fermer mes paupières, je me trouve
à cheval sur un âne, dans la plus ridicule pos-
ture; j'en perds la tête.

Sur les questions réitérées du jardinier, l'abbé
lui raconte l'histoire.

— N'est-ce que cela, dit-il, après avoir réfléchi
un instant.

— Comment, dit l'abbé stupéfait, et cet âne,
et cette bride, et cette queue?

— Je ne plaisante pas, M. l'abbé. Le sire de
Fées-ternes a beau être possédé du diable, je me
charge de casser ses noisettes, et si vous le vou-

lez je vous remplacerai. Vous me donnerez votre
costume, votre croix pastorale et je me présente-
rai à l'heure dite. Comme vous avez considérablement maigri, il sera dupe de l'illusion et je ré-
ponds de tout sur ma tête.

— Va, mon ami, ajoute l'abbé, et que Dieu
t'accompagne, mais songe à cet âne dont la vision
me poursuit sans relâche.

Le jour arrivé, le jardinier, transformé en abbé
du monastère, frappe à la porte du manoir du
sire de Fées-ternes.

Il est introduit dans une grande salle où le
maître, assis sur un trône, est entouré de ses
vassaux avec tout l'éclat de la pompe seigneuriale. Il a sceptre en main et couronne sur la
tête, car il est *prince* de temps immémorial.

— Bonjour, M. l'abbé, dit-il d'un air de misé-
ricordieuse arrogance. Comme vous voilà changé,
il paraît que mes noisettes sont dures à digérer.
Ah! je pensais bien qu'elles vous feraient maigrir.
Par le prince des ténèbres! vous êtes bientôt
comme le saint homme Job, et votre panse a considérablement diminué. Voyons, dites-moi combien
je vaux et ne vous trompez pas d'un picaillon,
car, aussi vrai que je descends d'une puissante
fée, je vous promets une agréable excursion sur
le baudet que vous avez dû voir en entrant ici.

— Redouté seigneur, dit le faux abbé, les
juifs ont vendu Jésus-Christ, mon maître et le
vôtre, trente deniers; m'est avis que vous valez

vingt-neuf deniers, ni plus ni moins, car je ne
saurais donner à votre personne sacrée une aussi
grande valeur que celle attribuée à notre divin
maître.

— Hum! hum! dit le sire de Fées-ternes, pas
cher! pas cher! par le sang du Christ! mais enfin
je ne puis trop avoir en effet la prétention de
valoir autant que lui. — Passons, arrivons à la seconde question. *Combien me faut-il de temps pour
faire le tour du monde à cheval.*

— Si vous partez en même temps que le soleil
et que vous marchiez aussi rapidement que lui,
eh bien! je parie ma tête que vous ferez le tour
du globe deux fois en 48 heures, car vous l'éga-
lerez en vitesse.

— Ta! ta! ta! des si, des mais, des car, ce
n'est pas ainsi que la question a été posée. Vous
trichez, M. l'abbé, je vous attends à la troisième
demande. — *Qu'est-ce que je pense?* et je veux bien
vous avertir que cette pensée est un mensonge.

— Vous pensez, seigneur, que je suis l'abbé
d'Abondance.

— Certainement, et c'est la vérité.

— Pardonnez-moi, redouté sire, c'est ce qui
vous trompe. Je ne suis que son jardinier.

Ce disant, le faux abbé enlève son capuchon
de moine et fait voir qu'il dit vrai.

— Comment, coquin, tu n'es pas l'abbé?

— Non, monseigneur, mais pardonnez-moi ma
hardiesse.

— Comment, tu n'es pas l'abbé d'Abondance?
Eh bien! je déclare que tu es digne de l'être, et
comme je ne suis pas un mauvais sire, je veux
enrichir l'abbaye.

La légende s'arrête là, mais l'histoire traditionnelle enregistre les bienfaits dont les sires de
Fées-ternes comblèrent, dès lors, l'abbaye, comme
on peut en juger par l'extrait suivant du pour-
pris historique de la maison de Sales.

« Qui prendra la peine ou aura le crédit de
voir les archives de l'abbaye d'Abondance en
Chablais, y verra que la famille de Féterne tenait un grand rang parmi les plus illustres. Car
l'an 1080 ou environ, ladite abbaye fut réédifiée
à l'aide d'un noble Louis de Féterne, lequel eut
pour enfants Guy et Hermengarde. La demoiselle
Hermengarde fit beaucoup de bien au monastère
dont je parle; et l'an 1108, Guy est nommé ad-
vocat, c'est-à-dire protecteur de ce monastère.
Guy mourut en l'an 1140 laissant deux fils, Louis
et Berlion. Or, en 1150, ce Berlion engagea en
faveur de l'abbaye, au moyen de quatre cents
sols, une partie des dixmes de Larringe et d'E-
vian, avec approbation de sa femme et de ses
barons. »

CHATEL ET SES EAUX.

Après Abondance, en remontant la rive droite
de la Dranse, on entre dans une vallée plus
large, couverte de prairies verdoyantes et de
champs fertiles; des frênes, des cerisiers dissémi-
nés partout, dans la plaine et sur le penchant
des monts, abritent et cachent de petits hameaux,
des chaumières et des châlets qui rappellent ceux
des cantons suisses. Les immenses forêts de sapins qui couvrent les hauteurs, ainsi que toute
la ligne des montagnes de la rive gauche, enca-
drent et couronnent le tableau que ce contraste
embellit encore.

Châtel, le dernier village de cette vallée, est
situé sur le penchant d'une colline boisée et re-
couverte de riches pâturages. Il est peu d'endroits dans les Alpes où l'on trouve une si grande
variété de points de vue et de sites romantiques.

On y respire, au milieu du calme de la vie champêtre, l'air vivifiant des montagnes, saturé du parfum des plantes balsamiques. Le riant bassin qui termine la vallée est cerné de l'est au sud par le plâteau de Châtel et arrosé par la Dranse, qui décrit un arc du plus gracieux effet. Quelques lieues plus bas, ce torrent dévastateur bondit à travers les rochers, écume de fureur au milieu des obstacles qu'il rencontre dans sa course échevelée. Ici ses eaux transparentes coulent tranquilles sur un lit de cailloux, et la truite aux points d'or se joue avec elles.

Châtel est à 7 heures d'Evian, 8 de Thonon et 3 de Monthey. La population y est intelligente, active et dans l'aisance. Les mœurs y sont simples et douces, les habitants robustes, sobres et grands travailleurs.

La source sulfureuse est située dans la partie supérieure de la vallée. Sa position alpine, abritée des vents du nord, son voisinage des châlets, sont deux conditions qui rendraient très avantageux un établissement de bains sulfureux lactiques comme à Allevard. Sa hauteur est de 1,153 mètres au-dessus du niveau de la mer. Ses eaux marquent 22 degrés au sulfhydromètre.

Elles forment un abondant dépôt blanc, de soufre et de chaux, en coulant au contact de l'air, et elles exhalent une forte odeur d'hydrogène sulfuré.

Près de là existent encore deux sources ferrugineuses. La première était anciennement connue, et la seconde n'a été découverte qu'en 1858. Moins ferrugineuse que celle-là, elle renferme de l'ALUN, qui la rend propre à la guérison de certaines maladies spéciales.

Ces trois sources, qui complètent en partie les eaux nécessaires à un établissement de bains, ont été analysées en 1859, par M. Michaud, de Genève.

Les eaux de Châtel sont déjà très fréquentées et elles ont opéré des cures fort remarquables.

RUINES DE L'ABBAYE D'AULPS.

Lors de l'invasion des Bernois en 1536, les Vallaisans s'étaient emparés du haut Chablais dont le territoire du Biot faisait partie. Les Bernois ayant tenté d'y introduire la réforme, la population ferma l'entrée de la vallée par une espèce de forteresse près du village de La Vernaz, dans un endroit appelé La Garde, où fut placée une immense croix avec l'inscription : *Deo Vero*. On donne encore aujourd'hui aux habitants de cette contrée le sobriquet de *Véro* (un *Véro*, des *Véros*) pour perpétuer le souvenir de l'héroïque fidélité de leurs ancêtres à la foi catholique.

Au-delà du Biot s'élèvent les ruines majestueuses de l'antique abbaye d'Aulps. L'église du monastère, qui existait encore en 1820, faisait l'admiration des voyageurs, mais un vandalisme inconcevable l'a ruinée dès lors.

9

Vers le xɪᵉ siècle, des moines sortis de l'abbaye
de Molême en Champagne s'acheminèrent vers le
lac Léman; après avoir touché les rives du Chablais, ils s'engagèrent dans une vallée étroite appelée Alpes ou Aulps, à cause de ses riches pâturages. S'y étant fixés, ils construisirent des
huttes éparses sur le flanc de la montagne, et
vécurent à la manière des anachorètes. En 1094
environ, le comte Humbert II, aussi pieux que
vaillant, leur fit donation de quelques terres, et
dès lors la modeste colonie monacale prit rang
et titre d'abbaye sous le vocable de Sainte-Marie-
des-Alpes. Guy, son premier directeur, fut remplacé
par Guérin, vieillard aux mœurs austères, puissant de foi et de doctrine. Ce second abbé sup-
prima les cellules éparses qui favorisaient le relâchement de la discipline et y introduisit la réforme de Cîteaux.

La somptueuse basilique dont il existe encore
quelques débris, appartient, par son architecture,
au style de transition du xɪɪᵉ siècle. On voit encore debout la façade occidentale avec sa porte
d'entrée en ogive, surmontée d'une rosace et du
pignon, et trois travées du côté septentrional de
la grande nef : chaque travée est percée d'une
belle arcade en ogive, surmontée, au triforium,
de deux baies accouplées, également ogivales, et
d'une fenêtre en plein cintre, dont l'alliance et
la superposition à l'ogive caractérisent l'époque
de la transition du style roman au style ogival.
Ces beaux restes, entourés de nombreux pans

de murs et de vastes fondations, suffisent pour
donner une idée du précieux monument que nous
regrettons.

Les libéralités successives des princes de Savoie, des évêques de Genève et des seigneurs du
pays rendirent peu à peu formidable la puissance de cette abbaye qui avait commencé d'une
manière si modeste. Outre plusieurs terres situées
en Faucigny, dans le Genevois et ailleurs, elle
possédait au xive siècle toute la vallée d'Aulps,
depuis le confluent des deux Dranses jusqu'aux ·
glaciers de Taneverges et du mont Buet.

Les moines d'Aulps, en devenant les maîtres
de la vallée, s'attribuèrent l'exercice de tous les
actes de la souveraineté, et, quoique la puissance
temporelle de l'abbaye fut constamment reconnue,
ils n'en jouirent pas toujours d'une manière fort
paisible. Sans parler des nombreuses querelles
que leur suscitèrent les seigneurs laïcs, les châ-
telains des comtes de Savoie, ils eurent encore à
lutter contre les populations qui, poursuivies sans
relâche dans leurs libertés, cherchaient tous les
moyens possibles de se soustraire au joug féodal.

Les habitants de la vallée d'Aulps, comme ceux
d'Abondance, avaient conservé la tradition des
anciennes coutumes burgondes. Les moines vou-
laient autour d'eux des esclaves, ce qui n'em-
pêcha pas les hommes libres de défendre longtemps leur indépendance sainte et immémoriale.
Ils allèrent un jour jusqu'à attaquer le couvent,
mais l'émeute fut comprimée.

L'abbaye d'Aulps subsista paisiblement jusqu'à l'invasion de 1792.

Saint Guérin, protecteur de la vallée, est en grande vénération dans le pays. La pieuse légende raconte qu'étant nommé évêque de Sion, il revenait de temps à autre au milieu de ces montagnes se délasser des travaux apostoliques et ranimer par sa présence la foi des habitants. Or un jour qu'il s'en retournait cheminant sur sa mule, celle-ci fit une chute sur un roc où elle laissa l'empreinte de son genou.

Le saint ramené au monastère expira peu de temps après. On fait voir encore aujourd'hui l'endroit où le saint s'est arrêté, ainsi que la pierre et l'empreinte du genou de sa monture. On y a bâti une chapelle. Le corps de saint Guérin fut enfermé dans un mausolée de marbre; après sa canonisation, les miracles se succédèrent et l'abbaye acquit une grande célébrité. On y vint en dévotion de plus de 30 lieues à la ronde. A l'époque de la révolution, le monastère ayant été vendu, le corps fut porté secrètement chez un particulier, et il n'en fut retiré que le 24 août 1804, pour être solennellement transféré dans une des chapelles de l'église paroissiale. Dès lors le pélerinage a recommencé, et la croyance populaire attribue à la clef du saint, conservée religieusement, le pouvoir surnaturel de guérir les animaux malades, par simple contact.

RIPAILLE.

Nous avons déjà dit qu'Evian était anciennement la capitale du pays de *Gavot,* Ce territoire s'étendait jusqu'à la Dranse, que l'on traverse aujourd'hui sur un pont de pierre étroit, d'une longueur de 1,160 pieds, soutenu par 24 arches. On croit généralement dans le pays qu'il a été construit par les Bernois, mais c'est là une erreur; sa fondation date du commencement du xv° siècle.

En 1814, ce pont fut le théâtre d'une rencontre entre les Piémontais et les Français. Ceux-ci, commandés par le colonel Bochaton, trouvèrent le pont encombré et chargé de quatre barricades, derrière lesquelles étaient retranchés quelques pelotons du régiment de Montferrat. Un coup de canon les ayant déconcertés, les Français passèrent en tirailleurs sur les obstacles et les parapets, poursuivirent l'ennemi dont un grand nombre déposa les armes près du clos d'Aulps tandis que le reste se réfugia dans le Vallais. Cinq officiers, sept sergents, douze caporaux et quatre-vingt-huit soldats furent faits prsonniers.

Mais ce premier avantage ne fut pas de longue durée, et l'armée du général Frimont, forte de 60,000 hommes, arrivant à marche forcée, le colonel Bochaton reçut l'ordre de se replier sans délai par Thonon et Douvaine sur Annemasse.

En partant d'Evian, après avoir traversé le pont de la Dranse, on trouve un petit chemin à droite qui conduit en 20 minutes à Ripaille, propriété actuelle de MM. Dupas, fils du général de ce nom. Les portes vous sont ouvertes avec la plus franche cordialité. Vous pouvez entrer sans gêne, vous pouvez errer en tous sens, aller et venir comme bon vous semble; vous êtes ici à votre aise. Ce séjour a été dans le temps tout ce que vous voudrez : couvent, prieuré, ermitage, château-fort; les murs ont retenti des psalmodies des moines, les cellules sont fermées et les fenêtres closes; plus tard, la paisible tranquillité de la vie cénobitique fut troublée par les bruits de guerre et le faste des cours. Que d'événements se sont passés autour de ces murs silencieux aujourd'hui!

Nous voici dans la cour, vis-à-vis de l'église, dont le portail est décoré des armoiries de Savoie surmontées de la thiare et des clefs de saint Pierre. Frappons à la porte du sanctuaire : le foin est entassé jusqu'à la voûte du temple, dont les dorures et les moulures semblent dater d'hier. L'autel a été transporté, en 1803, dans l'église de Saint-Germain, à Genève. C'est ainsi que tout finit et tout passe.

Visitons les petits jardins à notre droite; chacun d'eux communique à un appartement surmonté d'une tour : aujourd'hui c'est le domicile des fleurs en hiver. Ces jardins réunis sont contournés d'un large fossé, où l'on cultive la betterave et le chou. Faisons le tour par cette petite poterne qui nous conduira dans le parc. Si vous voulez vous faire une idée du chêne de Lafontaine, *dont la tête au ciel était voisine et dont les pieds touchaient à l'empire des morts,* c'est ici qu'il faut vous arrêter. Il y a là des arbres vierges qui portent des siècles sur leurs cimes majestueuses. S'ils vous disaient tous les drames émouvants dont ils ont été témoins, ils dérouleraient à vos yeux les pages les plus extraordinaires de l'histoire de Savoie. Nous voici au rond point, les allées forment les rayons d'une étoile. A l'extrémité de chacune d'elles, si ce n'était le berceau de feuillage qui en cache l'entrée, vous pourriez voir une ville du canton de Vaud. Asseyons-nous ici sur la verte pelouse, sous ces frais ombrages, je vais vous raconter ce qui s'est passé dans ces murs il y a plusieurs siècles.

Ripaille était anciennement un château de plaisance des comtes de Savoie, qui n'avaient pas alors de résidence fixe et habitaient le Chablais à certaines époques, entre le xiv° et le xv° siècles. De fait la politique de ces princes, diamétralement opposée à celle qui fut suivie plus tard, les poussant à s'agrandir dans le riche bassin du Rhône et du lac Léman, nécessitait plus particulièrement leur séjour dans cette contrée voisine de Genève, qu'ils convoitaient avec ardeur, et autour de laquelle rayonnaient leur ambition et leurs brillantes espérances.

Ripaille, voisin de Thonon, où le prince avait son château ducal, était un rendez-vous de chasse et de plaisirs. Les bords enchanteurs du lac, le site ravissant, le silence plein de charme et de mélancolie qui entoure ce gracieux delta, les environs giboyeux, tout contribuait à rendre ce séjour agréable et à faire oublier un instant la fatigue des affaires et le poids des grandeurs.

Maintes fois les allées magnifiques du parc ont retenti du son du cor, du piaffement des chevaux, des aboiements de la meute; puis, le soir venu, quand la nuit descendant doublait les ombres, que de doux propos, que de tendres paroles, que de serments d'amour se sont échangés, mêlés au bruissement de la feuille, au froissement du gazon, au souffle du zéphir!

Mais l'amour, la joie, le bonheur ne sont pas de toute heure et la douleur s'assied même sur le trône.

Il y a bientôt cinq siècles, le jour de la Tous-
saint de l'année 1391, la petite cour de Ripaille
était plongée dans la consternation. A une heure
du matin, Amédée VII, surnommé le *comte Rouge*,
assisté de l'évêque de Maurienne, Salvin de Flo-
rano, venait de succomber après avoir enduré les
plus cruelles souffrances.

La fin tragique de ce prince est encore enveloppée d'obscurité. A son lit de mort, il jura sur
son âme qu'il était empoisonné par son médecin.
« Je sais bien, ajouta-t-il, que ce traître ne l'a
pas fait de son propre chef, car, après ma mort,
il ne sera ni comte ni administrateur de l'Etat,
mais il me tue pour élever quelqu'un autre. Prenez garde qu'il ne s'échappe, car je veux savoir
qui l'a engagé à commettre ce crime. »

L'accusation était précise, mais la douleur pouvait égarer le malade. Revenu de la chasse dans
la forêt de Lon-ne, le 21 octobre, Amédée VII
s'était mis au lit pour ne plus se relever. Dix
jours suffirent pour l'emporter au tombeau.

Dans le mois de juin de cette année-là, un
certain aventurier-charlatan, Jean de Grandville,
se disant avoir étudié la médecine à Pavie, était
entré à son service, protégé par Bonne de Bourbon,
mère d'Amédée VII. Le comte était presque
chauve, et ne supportait qu'avec peine cette in-
commodité; il s'était dès l'abord livré aveuglé-
ment à son médecin, qui, sous prétexte de lui
faire croître sur la tête une magnifique cheve-

lure, le drogua au-dehors et au-dedans, et lui
admini tra les remèdes les plus énergiques.

Jean de Grandville était le confident de Bonne
de Bourbon et de Bonne de Berry, femme d'A-
médée; celle-ci se plaignait à lui du peu d'a-
mour que le comte éprouvait pour elle, et celle-là, avide de gouverner, le sollicitait de trouver un moyen pour empêcher son fils de se mê-
ler des affaires de l'Etat. Le charlatan, par ses
drogues, pensait complaire à l'une et à l'autre;
mais le comte fut victime de la crasse igno-
rance de cet aventurier, et le dernier onguent
qu'il lui appliqua amena la catastrophe dont je
vous ai parlé.

Deux jours après, le corps de ce prince infortuné fut transporté solennellement à Genève et à
Seyssel, et de là inhumé à Hautecombe. Le cadavre présenta des traces non équivoques d'em-
poisonnement, le dos était marbré de taches
noires; la voix publique releva alors les paroles
qu'Amédée avait prononcées à son lit de mort,
et les rumeurs furent si violentes, qu'elles forcè-
rent pour ainsi dire Bonne de Bourbon, tutrice
d'Amédée VIII, à charger, par lettres du 11 septembre 1392, le prince d'Achaie d'informer, à
cet égard, et de faire juger les coupables, s'il y
avait lieu.

Les recettes de l'empirique furent alors exami-
nées, les experts estimèrent que les remèdes, trop
actifs, avaient pu occasionner la mort du comte,

mais que le Grandville, croyant lui faire croître
ainsi les cheveux, était plutôt coupable d'igno-
rance que d'autre chose.

Grandville, soumis à la torture, avoua le crime,
et le fit retomber sur la tête de Bonne de
Bourbon, à laquelle il avait promis, dit-il, de
rendre son fils impotent et paralytique. Quoique
arrachée par la souffrance, cette terrible accusation de complicité lui sauva la vie. On se contenta de le reléguer dans le fort de Montbrison.
Mais il fallait un coupable. On le trouva dans la
personne de Pierre Fabri de Lompnes, qui avait
manipulé les drogues formulées par le médecin.
Chose incroyable, ce pauvre malheureux apothicaire fut condamné à mort, traîné au supplice,
attaché à la queue d'une ânesse conduite par un
juif, pendu, et ensuite écartelé. La sentence fut
exécutée à Bourg, en Bresse, le 18 juin 1392.

Justice humaine! *haro sur le baudet.*

Ne croyez pas, après cela, que la question s'é-
claircît. Le 3 avril 1395, le conseil du comte de
Savoie, réuni à Bourg, reconnut l'innocence de
l'apothicaire et réhabilita sa mémoire.

Justice tardive, réhabilitation dérisoire!

Tout cela est bien triste, n'est-ce pas?

Arrêtons-nous un instant, et, vis-à-vis de cette
belle nature, remercions Dieu de nous avoir fait
naître dans une époque de civilisation où l'on
n'a pas à craindre le retour de pareilles atroci-
tés.

Ecartons ces sombres images. La scène va changer, car ces murs ont été témoins d'un autre événement aussi extraordinaire qu'unique dans les annales de l'histoire.

Quelques années après le funeste événement que je viens de vous raconter, vers le commencement du xv° siècle (11 juin 1411), Amédée VIII, fils et successeur du comte Rouge, voulut purifier ces lieux souillés par un grand crime en fondant à Ripaille un monastère d'Augustins, sous la dépendance des chanoines réguliers de Saint-Maurice. Ce prince, qui porta le premier le titre de duc de Savoie, après avoir régné pendant 43 ans, conçut l'étrange projet de vivre loin du monde et choisit Ripaille pour l'exécuter. Il fit à cet égard construire l'aile de bâtiment que nous avons vu divisé en plusieurs cellules, surmontées chacune d'une tourelle, et s'y retira, le 16 octobre 1434, avec cinq gentilshommes de sa cour, tous âgés et veufs comme lui.

L'Europe assista alors avec étonnement au spectacle extraordinaire et sans exemple dans l'histoire, d'une cour transformée en ermitage et de grands seigneurs métamorphosés en ermites; car le duc, sans avoir abdiqué la couronne, avait momentanément cédé la lieutenance à son fils Louis, et s'était réservé la gestion des affaires importantes qui se discutaient sous le froc.

Le costume répondait à l'intention.

Longue robe de drap gris, capuchon et man-

teau de même couleur, fourré d'hermine pour le
duc, et de peau noire de la Romagne pour les
chevaliers. Ajoutez à cela la barbe et les cheveux longs, un bâton recourbé à la façon des pé-
lerins, et une croix d'or pendue au cou, qui était
la croix tréflée de saint Maurice.

Les serviteurs portaient livrée de même couleur.

L'histoire a conservé les noms de ces premiers
ermites de haute volée; ce furent :

Henri de Colombier; Claude du Saix (Saxo); Ni-
cod de Menthon; Humbert de Glerens; François
de Buxi.

Ils avaient tous été généraux, ambassadeurs
ou conseillers du duc leur doyen.

Ils étaient suivis d'un chapelain, Pierre Ray-
naud, de quatre écuyers du duc, Georges de Valpergue, Georges de Varax, François de Menthon,
Rolet Candia. Puis venaient ensuite les écuyers
des chevaliers, les valets de chambre, les domestiques et huit gardes qui veillaient jour et nuit
à leur sûreté. Les écuyers portaient sur la tête
un bonnet violet.

Chaque jour treize pauvres étaient hébergés et
nourris dans l'ermitage.

On a peine à se rendre compte actuellement
du motif qui engagea le duc Amédée, surnommé
le *Pacifique* et le *Salomon* de son siècle, à adopter
un semblable genre de vie. Quoi qu'il en soit des
conjectures plus ou moins hasardées des histo-

rions, il n'en est pas moins vrai de dire que cette
retraite contribua puissamment à lui donner une
réputation de sagesse et de sainteté qui devait
le conduire à l'accomplissement des plus hautes
destinées.

L'Eglise était alors bouleversée par un schisme
qui divisait l'Europe et désolait la chrétienté. Le
pape Martin V, élu par le concile de Constance,
avait eu pour successeur Eugène IV, qui, susci-
tant de nouveaux troubles, fut déposé par les
Pères du concile de Bâle. Cette grave mesure fut
prise au mois de février 1438, et, par décret du
15 novembre de l'année suivante, le concile élut
à sa place l'ermite de Ripaille. Je vous laisse à
penser quelle immense surprise causa une semblable élection.

L'homme du monde, le laïc fut bientôt transformé en prêtre; en un jour tous les ordres sacrés lui furent conférés, et il dit sa première
messe. Après avoir abdiqué la couronne et fait
son testament, Amédée fut intronisé à Ripaille,
qu'il quitta, avec ses compagnons ermites, pour
s'acheminer vers Bâle, où il fit son entrée so-
lennelle dans le mois de juin 1440. C'est dans
cette ville qu'il fut sacré avec toutes les pompes
du catholicisme. Pour subvenir aux dépenses
énormes nécessitées par une situation si neuve
et si anormale, les Etats lui octroyèrent une sub-
vention gratuite d'un franc d'or, qui équivaut à
7 fr. 72 c., par feu. Il prit le nom de Félix V,

mais les portes de Rome lui furent fermées, et
son autorité, méconnue et contestée par la plus
grande partie de l'Europe, ne fit qu'augmenter
le trouble et la division. Je n'ai pas à vous raconter ce qui s'est passé pendant la courte durée
du pontificat de Félix V, vous savez tous que,
cinq ans après (1449), il abdiqua la dignité pa-
pale devant un concile assemblé à Lausanne. Il
se réserva seulement le chapeau de cardinal et
la dignité de légat et de vicaire perpétuel du
Saint-Siège dans les pays où il était reconnu
comme pape.

On lui accorda aussi les honneurs de la papauté, sa vie durant, et la stipulation de quelques articles qu'il imposa pour ménager son
amour-propre vis-à-vis du pape Nicolas V. Ce
n'était plus l'ermite de Ripaille, les grandeurs
l'avaient enivré, et il ne consentit à quitter la
thiare qu'à la condition d'en conserver l'ombre et
les prérogatives honorifiques.

Quant à la vie claustrale, il n'en fut plus
question. Sous son pontificat, il s'était emparé,
pour accroître ses revenus, de l'administration de
l'évêché de Genève; il la conserva devenu cardinal de Sainte-Sabine, et ne fit plus dès lors
que voyager. Il vécut encore vingt-un mois. Il
passa le mois de juillet 1449 à Evian, d'où il
alla trois fois à Ripaille. Dans le mois de mars
de l'année suivante, il séjourna quelques jours
encore à Ripaille, puis se rendit à Evian où il

demeura pendant tout le printemps et une partie
de l'été. Fixé ensuite à Genève dans le mois
d'octobre, il ne quitta plus cette ville où il mourut le 7 janvier suivant.

Voltaire en arrivant à Fernex, dans le mois de
mars 1756, composa sa fameuse épitre sur le lac
Léman. Il n'eut garde d'oublier Ripaille :

Au bord de cette mer où s'égarent mes yeux,
Ripaille, je te vois. O bizarre Amédée!
    Est-il vrai que dans ces beaux lieux
Des biens et des grandeurs oubliant toute idée,
Tu vécus en vrai sage, en vrai voluptueux;
Et que, lassé bientôt de ton doux ermitage,
Tu voulus être pape et cesser d'être sage?
Dieux sacrés du repos, je n'en ferai pas tant;
Et malgré les deux clefs dont la vertu nous frappe
    Si j'étais ainsi pénitent
    Je ne voudrais pas être pape.

Ces vers posent naturellement la question si
controversée de savoir quel genre de vie menaient
les ermites de Ripaille. Dans la haute position
qu'il occupa pendant neuf ans, Amédée eut ses
partisans comme ses détracteurs : les premiers ne
parlaient que de sa vie austère et de sa dévotion,
tandis que les autres soutenaient que ce prétendu
saint n'était qu'un voluptueux qui raffinait sur le
plaisir des sens, et qui n'avait quitté le monde
que pour goûter à plus longs traits les plaisirs
de la table. « *Et se faisaient, lui et ses gens*, dit
Monstrelet, chroniqueur contemporain, *servir, au*

lieu de racines et d'eau de fontaine, du meilleur vin et des meilleures viandes qu'on pourrait rencontrer. »

De là le dicton populaire *faire ripaille*, qui a valu à ce délicieux séjour les honneurs de l'Académie.

Il est hors de doute que les premiers chevaliers de St-Maurice n'avaient d'ermites que le costume, et il est bien incontestable qu'ils ne vivaient pas dans l'austérité et le jeûne, mais rien n'autorise à supposer une vie de volupté et de débauche. Les documents écrits, les actes du concile de Bâle, les enquêtes qui furent faites à ce sujet, ont fourni la preuve d'une conduite régulière; et si l'on cherche l'origine du fameux proverbe, on la trouvera dans la malignité des ennemis déclarés du duc, qui, en acceptant la papauté, avait soulevé une majeure partie de l'Europe contre lui.

Le personnel de l'ermitage, en comptant les chevaliers, les écuyers et les domestiques, devait être de près de quarante personnes; n'aurait-on fait qu'y transporter l'existence des cours au milieu des délices d'une semblable retraite, qui pouvait offrir tous les agréments de la vie, que cela devait suffire pour jeter une certaine défaveur sur de hauts personnages qui prétendaient se retirer du monde. Mais l'idée de débauche doit être écartée.

Amédée eut tort d'ambitionner la papauté, il eut tort de l'accepter, et il eut plus de tort encore, tout en rendant la paix à l'Eglise, de mar-

10

chander son abdication, car par ces actes *il cessa réellement d'être sage.*

Après la mort d'Amédée, Ripaille rentra dans l'obscurité ; il devint ensuite le théâtre de sanglantes querelles lors de l'invasion des Bernois, en 1538, et de celle des Français, en 1559.

Les Augustins en ayant été expulsés, Charles-Emmanuel, sur les instances de François de Sales, en fit don, en 1623, aux Chartreux de Vallon, qui s'y établirent et y vécurent en paix jusqu'à la révolution française. La tourmente n'épargna pas cette paisible demeure, et les chartreux furent dispersés pour ne plus revenir. Ripaille, vendu comme propriété nationale, passa, en troisième main, au général comte Dupas, qui en fit l'acquisition en 1809. Aujourd'hui, ce domaine, qui n'a pas moins de 400 journaux d'étendue, exploité avec intelligence, présente comme vous le voyez, l'aspect d'une vaste métairie où le chant du laboureur a remplacé la psalmodie des moines.

Ce parc, aux allées ombreuses, est encore un rendez-vous de chasse, et à certains moments de l'année, les lièvres timides sont relancés à la grande jubilation des chiens, comme les daims et les cerfs du moyen âge. Dans ces jours mémorables, le maître de céans fait les honneurs de l'ermitage avec courtoisie et cordialité, et l'on ne se sépare pas sans faire encore *ripaille,* pour prouver que ce séjour est resté à la hauteur de son antique réputation.

LA TOUR DU NOYER.

LÉGENDE DU CORBEAU.

Cette curieuse tour qui renferme un noyer comme
une fleur dans un vase est l'objet d'une foule de
commentaires. La tradition veut (et que ne veut
pas la tradition) qu'elle renferme des trésors vainement cherchés, même avec l'aide du diable,
depuis plusieurs années.

Qui donc aurait pu confier ainsi des millions
aux entrailles de la terre? Les ducs de Savoie?
Ils étaient trop pauvres, et du reste aucun cataclysme politique n'est survenu pendant leur séjour à Ripaille pour leur faire prendre une semblable précaution. Les moines? Quant à ceux-ci,
sans être pauvres, ils ne devaient pas être très-
riches en numéraire, et l'on sait comment les
derniers emportèrent l'argent qu'ils avaient,

après l'avoir enlevé, caché dans des tonneaux. M'est avis que la terrible légende, enveloppée de mystères, de la tour de Ripaille est cause de cette croyance populaire. Les uns disent que le noyer pittoresque qui la couronne doit son origine à une noix de diamant de la plus belle eau apportée par un corbeau du fond des enfers. Quand la nuit est noire et que la tempête est au ciel, on le voit encore jeter du feu du sein de la terre et le corbeau apparaît de temps à autre pour veiller à la garde de ce trésor. Nul ne peut alors approcher la rive et son cri lugubre jette l'épouvante dans l'âme du nautonier qui la côtoie.

Mais voici une autre version :

C'était par une nuit sombre et orageuse, un voyageur traversait le lac venant de la Suisse. Cet étrange personnage était enveloppé d'un manteau rouge couleur de feu, ses yeux brillaient dans l'ombre comme des escarboucles. A quelques pas de la rive, mais où l'eau est profonde, une lourde valise que le voyageur tenait près de lui fit chavirer le frêle esquif. Ce pouvait être un accident, la légende dit que ce fut le résultat d'un crime. Le passager fut noyé et le batelier se sauva emportant la valise. Le malheureux se réfugia dans la tour, il y dormit d'un sommeil tourmenté, en butte aux plus affreux cauchemars, le noyé lui apparut, il s'accroupit sur sa poitrine qu'il laboura de ses pieds crochus et de ses ongles de fer. Misérable, lui cria-t-il, tu ne profi-

teras pas de ton crime, tu seras changé en noyer
et tu seras noyé comme moi. Il paraît que le
prince des ténèbres, car c'était lui, cultivait le
calembour. Cette valise, continua-t-il, est pleine
de diamants, et pour te punir, chaque année, le
jour de ton forfait et à l'heure qu'il est actuellement, les fruits que tu porteras se changeront
pendant une heure en brillants qui te rappelle-
ront continuellement ton crime. En ce moment là
ton âme maudite, que je sortirai des enfers, glis-
sera dans la sève de l'arbre et dans toutes ses
fibres. Elle agitera les feuilles qui frissonneront.
J'apparaîtrai comme aujourd'hui et je cueillerai
les diamants, après quoi tes fruits redeviendront
des noix vulgaires. Si pendant cette opération un
mortel est assez audacieux pour venir, par un
pacte écrit de son sang, me vendre son âme que
je joindrai après sa mort à la tienne, je lui don-
nerai les diamants avec lesquels il sera plus riche que tous les princes de la terre. Cela dit,
l'épouvantable vision disparut, et le lendemain,
si l'on fut entré dans l'intérieur de la tour, on
eut vu un petit arbuste dont toutes les feuilles
suintaient, des goutelettes d'eau rouge tombaient
lentement une à une et venaient l'arroser. C'é-
taient les larmes du damné dont la transforma-
tion s'accomplissait.

D'après ce récit, ce n'est donc pas dans le
sein de la terre que l'on doit chercher le trésor
de la tour : il faut aller cueillir les noix au

moment où elles se changent en diamants, seulement la légende n'indique ni le jour ni l'heure.

D'après la première de ces versions légendaires, le roi des enfers s'était vêtu du noir plumage d'un corbeau dont les croassements nocturnes faisaient fuir les nautonniers de ces lieux maudits. Cet oiseau avait fait, disait-on, une apparition prolongée en 1824, lors du voyage de Charles-Félix en Chablais, et ses cris lugubres poussés pendant plusieurs nuits consécutives avaient jeté l'épouvante aux environs. Personne n'osait plus aborder la tour du noyer, et les rares pêcheurs qui s'aventuraient vers ses bords néfastes, faisaient pieusement le signe de la croix, pour écarter l'esprit des ténèbres, et fermaint les yeux comme si toute une légion de diables devait les entraîner dans quelque infernale sarabande.

Voici la vérité dégagée de tout le merveilleux dont la superstition et la croyance populaire l'avaient entourée.

Le marquis de Féternes, dernier descendant d'une des plus anciennes familles du Chablais, possédait un corbeau de la plus belle espèce et surtout très intelligent. Il ne lui manquait pas même le don de la parole, et s'il ne poussait pas le talent jusqu'à improviser une harangue, il répétait du moins tout ce qu'il entendait. Il était bavard et jaseur comme une pie borgne, rien ne lui échappait et il avait de l'esprit comme quatre. Qui n'a pas connu ce corbeau ne peut pas

disserter sur l'âme des bêtes, et je crois que
sa noire enveloppe enfermait une âme emprison-
née par la loi de la métempsycose. Je ne saurais trop l'affirmer, mais ce qui est certain, c'est
que ce n'était pas un corbeau ordinaire sortant
de la race de ceux qui ouvrent le bec pour faire
entendre leur belle voix. D'abord il parlait plutôt patois que français, ce qui s'explique par son
entourage de paysans au milieu desquels il avait
reçu sa première instruction, c'est vous dire aussi
qu'il jurait comme un templier, et qu'ainsi il était
fort mal éduqué.

Quelques traits vous feront faire connaissance
avec lui :

Quand tout le monde était à table et qu'il s'a-
percevait qu'on l'oubliait, il attirait l'attention en
s'écriant : Fanchette, *d'ai fun* (j'ai faim) et Fanchette, à ce cri de détresse, s'empressait de servir ce convive affammé.

Un jour, une dame se présenta pour visiter la
demeure du marquis pendant son absence; par-
courant le jardin elle dit à la personne qui la
conduisait, M. le marquis me trouverait bien curieuse s'il me savait ici. Le corbeau qui suivait
cette étrangère ne laissa pas tomber le mot et
l'accompagna pas à pas en répétant : *curieuse, curieuse, curieuse, curieuse,* jusqu'à ce qu'elle fut
sortie.

Un soir, c'était encore en l'absence du châte-
lain, les ouvriers et les domestiques se mirent à

débiter un tas de sottises sur le compte de leur maître, comme cela se pratique assez générale‑ ment chez la gent domestique, le corbeau n'en perdit pas un mot et quand le marquis rentra il alla se percher sur son épaule et lui débita tout le chapelet des gentillesses qu'il avait entendues : Ah! *chancre de marquis*, s.... c..... de marquis, po‑ lisson de marquis, b..... de j... f..... de marquis, et autres amabilités de ce genre.

Mais j'arrive au fait capital :

Maître corbeau allait volontiers de Fétornes à Thonon. Arrivé dans cette dernière ville, il dai‑ gnait descendre des hauteurs éthérées pour se promener comme un simple particulier dans les rues, en compagnie de quelques oies dont il avait fait la connaissance.

Il s'y trouvait le 12 août 1824, au moment où le roi Charles-Félix, la reine Marie-Christine et la duchesse de Chablais revenaient d'Evian et d'Amphion. Les habitants de Thonon eurent l'in‑ génieuse idée d'offrir à la cour le spectacle d'un combat naval sur le lac. Le simulacre fut aussi frappant de vérité qu'on pouvait le désirer, et la chasse au corsaire réjouit singulièrement le mo‑ narque piémontais qui assistait, du haut de la place Château, à cette singulière représentation.

Le corbeau, curieux lui aussi, descendit à Rive pour jouir du spectacle ; mais bientôt épouvanté par le bruit des coups de canon, il s'enfuit à tire d'ailes et se réfugia tout tremblant dans la tour de Ripaille.

L'artillerie cessa de tonner, le monarque partit ;
tout rentra dans le silence, mais le corbeau, dont
l'épouvante allait croissant, resta blotti dans la
tour, ne cessant d'imiter, dans sa frayeur et pendant des heures entières, les coups qu'il avait
entendus : *pou, pou, pou, pou, pou!* S^e prenait
quelques instants de repos, il se réveillait dans
une agitation convulsive, et répétait aux échos
d'alentour : *pou, pou, pou, pou, pou!* Alors des
bruits étranges circulèrent. Le diable avait fait,
disait-on, une nouvelle apparition dans la tour du
noyer, et l'on parlait d'exorcisme quand un esprit fort s'avisa de sonder le mystère. Quel fut
son étonnement de découvrir que tout ce sabbat
venait du corbeau du marquis, qui avait disparu
et que l'on cherchait de tous côtés. Mais comme
il refusait obstinément de descendre, on fit pré-
venir sa favorite Fanchette, qui arriva sur les
lieux. La pauvre bête, en l'apercevant, lui cria :
Fanchette *rin me cri* (viens me chercher). Puis à
l'appel d'une voix amie, le corbeau descendit et
fut emporté à Féternes.

Pour faire cesser les bruits absurdes qui circu-
laient depuis quelques jours dans les campagnes
sur le diable de la tour, on raconta l'histoire du
corbeau, mais en vain, les paysans ne voulurent
pas en démordre, et un beau jour le corbeau fut
abattu d'un coup de fusil, et l'âme du diable qui
le possédait redescendit en sifflant au profond
des enfers.

LA VERSOIE.

La municipalité de Thonon ayant besoin d'eau pour alimenter les fontaines publiques, obtint en 1859, de la générosité de madame de Lort, la concession d'une source abondante située à deux kilomètres de la ville. Les diverses analyses qui en furent faites par MM. Calloud de Chambéry, F. Dumont de Bonneville et O. Henri père, de Paris, amenèrent la découverte inattendue que ses eaux renfermaient des propriétés médicales fort remarquables.

Cette source jouissait depuis plusieurs siècles d'une grande réputation populaire, les anciens lui reconnaissaient une vertu spéciale pour les maux d'yeux, et, suivant la tradition, saint François de Sales, en montant de Thonon aux Allingés, s'arrêtait souvent à cette fontaine qu'il conseillait pour les yeux.

Les hommes positifs se montraient cependant assez incrédules à l'endroit des guérisons qu'on lui attribuait et faisaient bon marché de la tradition populaire, quand la science intervint pour établir son efficacité.

L'analyse classe ces eaux parmi les *alcalines légères;* eaux sodico-calciques, magnésiennes silicio-alumineuses, *bi-carbonatées,* où les bi-carbonates terreux dominent, en proportion, les carbonates sidico-potassiques et où il n'y a, en outre, que peu de sels sulfatés et chlorurés.

Les eaux alcalines sont considérées comme excellentes sous le rapport de l'hygiène; la thérapeuthique leur reconnaît des effets remarquables, quoique leur minéralisation soit légère. Le poids total des sels varie de 0,300 à 0,600 par 1,000 grammes d'eau. Entre toutes les eaux alcalines légères, celles de Thonon sont les plus minéralisées et contiennent une matière organique remarquable à odeur de benjoin et de vanille. Elles réussissent dans plusieurs affections chroniques des muqueuses et passent pour cicatriser promptement les plaies anciennes.

Les eaux de la Versoie se recommandent aux mêmes usages que celles d'Evian. Elles sont excellentes, au point de vue de l'hygiène, *pour la digestion et pour le travail de l'ossification chez les enfants et les sujets débiles.*

Les gens du pays y vont en foule et les nombreuses guérisons qu'elles opèrent n'ont pas peu contribué à la réputation dont elles jouissent.

De Thonon pour aller à la Versoie, on sort de la ville par le côté du midi ; deux routes y conduisent, mais avant de les suivre il est bon de jeter un coup d'œil sur la place de Crête qu'on laisse à gauche. Cette vaste esplanade qui domine la ville, offre un charmant lieu de promenade, sous de frais ombrages. La vue y est plus étendue que celle du Château : on y découvre presque tout le bassin du Léman, tout le canton de Vaud, et, du côté de Genève, une grande partie du Bas-Chablais ; du côté opposé on peut admirer nos belles montagnes, si magnifiquement boisées, et cette petite colline des Allinges, déjà bien connue des étrangers qui viennent aux eaux d'Evian.

Le premier chemin qui conduit à la Versoie est la route départementale du Faucigny, soit de l'arrondissement de Bonneville. Après un quart d'heure de marche on aperçoit, à gauche, des moulins, et un peu au-delà un bâtiment appelé Colonge, qui commence la propriété de madame de Lort. A son extrémité se trouve la source, qui se cache modestement, à gauche de la route, au milieu de quelques arbres. Des buveurs d'eau s'y donnent rendez-vous depuis le matin jusqu'au soir. Pour retourner à Thonon, on prend un petit sentier plus rapproché du lac et qui offre, dans toute sa longueur, des sites ravissants.

LES ALLINGES.

Le ravissant paysage du plateau de Thonon est
couronné par les vastes et romantiques ruines du
château des Allinges qui paraissent s'étendre dans
le lointain pour rendre plus saillante la magnificence du tableau. Il existait déjà sous les rois de
Bourgogne, et les seigneurs d'Allinge, qui portaient au xiie siècle le titre de princes, ont rempli l'histoire du bruit de leurs exploits. L'origine
de cette puissante famille se perd dans les ténèbres du xe siècle. Elle se divisa en deux branches dont l'une s'établit en Dauphiné et l'autre
en Chablais. A l'époque de l'invasion des Bernois, François d'Allinge embrassa la réforme et
en fit profession jusqu'à sa mort. Il était seigneur
de vingt-deux terres. Son fils aîné, Bernard, fut
comme son père, un zélé protestant. Le dernier,
Isaac, naquit le 21 novembre 1578 à Beauregard.

Ni promesses ni menaces ne purent lui faire abandonner la réforme, il se retira à Genève où il mourut, le 7 juin 1654, à l'âge de 76 ans. En lui s'éteignit cette tige.

La famille d'Allinge-Coudrée qui suivait la religion catholique et qui s'est perpétuée jusqu'à nos jours paraît descendre des anciens comtes par les femmes ou n'être tout au moins qu'une branche cadette. Après avoir fourni à l'Etat des personnages de la plus haute distinction, elle s'est éteinte dans la personne de Joseph-Prosper-Gaétan, mort à Turin il y a environ une vingtaine d'années.

Quant à l'étymologie du nom d'Allinge, on la trouve textuellement dans le mot germanique *Alingas,* nom propre de lieu dont le radical *Allelith* signifie *universalis, communis :* On peut donc traduire *alingas, Allinges,* par *ager compascuus.* Cette colline a dû être ainsi réservée par les Burgondes, pour le pâturage en commun des troupeaux, comme plusieurs autres, ainsi que nous l'avons déjà expliqué précédemment.

L'aspect des ruines prouve qu'il existait anciennement deux châteaux voisins sur la colline. La tradition parle de la rivalité de ces deux géants; dont l'un succomba sous la puissante étreinte de l'autre, toutefois l'histoire est muette à cet égard. Quoiqu'il en soit, la redoutable forteresse fut célèbre dans les annales du pays par la défaite que Odoard de Savoie fit essuyer en 1334 à l'armée

du dauphin de Viennois. Lors des missions du
Chablais, saint François de Sales, protégé par le
baron d'Hermance qui en était gouverneur et qui
y tenait garnison, alla chaque soir, pendant une
année, lui demander un abri.

Environ cent ans après la mort de cet apôtre
du Chablais, c'est-à-dire au commencement du
siècle dernier, le fort fut démoli par ordre du roi
Victor-Amédée II. Les matériaux furent vendus,
mais la chapelle, restée debout, fut restaurée en
1836 et dès lors elle est devenue le but d'un
pèlerinage très-fréquenté.

La bourgade d'Allinge était anciennement très-
considérable. Sous les Burgondes elle donna son
nom à un district qui embrassait presque tout le
Chablais moderne, et au xe siècle les évêques de
Genève y établirent un doyen rural qui tenait
sous sa juridiction 64 églises paroissiales.

Les habitants avaient droit de bourgeoisie; ils
jouissaient de priviléges particuliers et de franchises fort étendues qui leur furent accordés par le
comte Aimon et confirmés successivement par
Amédée VI, Amédée VIII (1399), le duc Louis
(1453), Charles Ier (1484) et plusieurs autres princes de Savoie, ainsi que par les Bernois en 1554.
De là est venue la dénomination vulgaire de
bourgeois de Berne et d'Allinge par laquelle ils
sont encore aujourd'hui désignés.

Mais les franchises et priviléges ne s'étendant
qu'à Allinge-le-Vieux, une contestation surgit à

cet égard au commencement du xv° siècle. En
1410, Thomas de Rivaz, commissaire ducal, fit
instance pour faire déclarer les habitants du bourg
d'Allinge-le-Neuf déchus de leurs immunités, attendu qu'elles n'avaient été accordées qu'aux
bourgeois et habitants du bourg du château où
ils ne demeuraient plus depuis une vingtaine
d'années environ. Les bourgeois répondirent qu'ils
avaient toujours été les maîtres d'habiter en
temps de paix dans leurs maisons et granges situées hors du bourg, ce qui facilitait d'ailleurs
la culture de leurs terres et qu'ils étaient disposés
à demeurer au bourg en temps de guerre, pourvu
qu'ils y fussent en sûreté. Ensuite de quoi le
duc Amédée confirma toutes leurs franchises à
condition qu'en temps de guerre ils iraient demeurer au bourg d'Allinge au nombre de vingt.

Par patentes du 8 juin 1570, Emmanuel-Philibert sépara la seigneurie d'Allinge des châtell-
lenie, mandement et juridiction de Thonon et l'é-
rigea en comté, qui fut composé de 10 paroisses
ou clochers et de 89 villages.

Ce comté, comme on l'appelle encore aujour-
d'hui, avait un grand syndic et un conseil commun. Cet état de choses dura jusqu'à la révolution.

La colline qui s'étend du nord-est au sud-ouest
sur une longueur de trois quarts de lieue est à
711 mètres au-dessus du niveau de la mer. De

l'église du bourg on parvient au sommet par un
chemin traversant une forêt de châtaigniers qui la
tapisse en entier. La légère fatigue qu'une courte
ascension peut faire éprouver est largement com-
pensée par la surprise de se trouver au centre
d'un panorama où, de tous côtés, les points de
vue les plus grandioses s'étalent aux pieds du touriste saisi d'admiration. Il faut y être le soir,
quand le soleil s'incline à l'horizon et qu'il dore
la crête des collines de l'Helvétie, quand les
montagnes commencent à projeter leurs grandes
ombres sur la plaine, que les villages disparaissent peu à peu et que les bruits d'en bas ne par-
viennent plus jusqu'à vous. La majesté du silence
qui s'unit alors à la majesté de la nature fait
éprouver les plus suaves émotions.

Les heures peuvent rapidement s'écouler dans
une muette extase, où l'âme se dégage des préoc-
cupations de la terre, pour se bercer de célestes
illusions. Mais la réalité, avec son prosaïque cortége de misères humaines, vous ramène bientôt
au triste sentiment des choses d'ici-bas. Regardez
autour de vous : la mort règne en souveraine dans
cette étroite enceinte. La crête du mamelon est
couverte des débris de cette forteresse démante-
lée, les pans des murailles qu'étreint le lierre
se confondent avec le roc sur lequel elles étaient
assises. Quelle désolation! Où sont-ils ces puissants seigneurs et ces guerriers bardés de fer qui
faisaient, au temps passé, résonner les dalles

du bruit de leurs piques et leurs haches d'armes?

La Chouette Effraie habite seule aujourd'hui ces lieux jadis redoutables : créaux, donjons et courtines, tout a disparu devant le souffle des révolutions. Le pont levis ne gémit plus sous le poids de la pesante armure des chevaliers, et la girouette féodale ne mêle plus ses grincements aux sifflements de l'orage.

Jadis, du haut de cette tour, le seigneur du lieu comptait avec orgueil le nombre de ses serfs, et, mesurant du regard les immenses domaines dont il était suzerain, il se plaisait à enregistrer, avec ses titres de noblesse, les droits de toute sorte qu'il prélevait sur l'habitant des campagnes.

Ici, le fier baron rendait la justice, justice inexorable, assise au fond du manoir obscur et dont la vivante image se balançait aux fourches patibulaires; là (singulier contraste!), dans une vaste salle lambrissée, aux armes de la famille, les dames châtelaines devisaient de la gaie science ou écoutaient les chants du ménestrel.

Oh! toute notre histoire se groupe et se concentre autour de ces ruines muettes mais éloquentes. Au dehors le serf courbe le dos sous le fouet du maître : c'est sa *chose;* attaché à la glèbe, au misérable morceau de terre qu'il féconde de ses sueurs, il est vendu avec lui; mais un jour l'esclave relève la tête, et, dans la terrible lutte qu'il engage pour sa liberté, le château disparaît sous ses coups.

C'est ainsi que je me laissais aller un soir au
souvenir de ces époques que l'on ne voit qu'à
travers un prisme fantastique dans le lointain
des âges. Devant moi le magique panorama que
j'étais venu contempler s'effaçait peu à peu dans
la nuit, et les noires silhouettes de ces murs crevassés se découpaient dans le ciel comme des
fantômes géants.

Un frisson parcourait mes veines, il me semblait voir derrière chaque ruine se lever une ombre menaçante, quand tout-à-coup un éclat de
voix, suivi d'un cri strident me fit tressaillir.
C'était le cri d'une chouette au vol pesant, et
la voix amie du brave citoyen Perroud, maire
d'Allinge, qui venait à ma recherche, inquiet
d'une aussi longue absence.

LE CHATAIGNIER DE LA CHAVANNE.

LE SANGLIER DE LA FORÊT DE LON-NE.

A l'extrémité de la ville de Thonon, au bout de la rue de la Croix, prenons le chemin qui est à notre gauche; à un kilomètre de distance, en quittant la route de Bonneville, nous nous trouvons engagés dans un autre chemin ombreux qui conduit directement à la Chavanne. A la bifurcation de la route qui mène aux Allinges, nous gravirons à gauche la montée des bois.

Avec une certaine bonne volonté, vous verrez en cet endroit l'empreinte de deux pieds. sur un gros bloc de pierre. La tradition prétend que ce sont ceux de saint François de Sales qui s'arrêtait pour prêcher aux hérétiques. Les habitants d'une partie du Chablais, devenus protes-

tants après l'invasion des Bernois, furent ramenés
dans le giron de l'église romaine par François
de Sales, qui, pendant sa mission, se rendait
tous les soirs au château des Allinges, où il allait coucher. On croit qu'il passait par le bois où
nous nous trouvons, et plusieurs fois, au dire de
l'abbé Marsollier, les loups, les ours et autres
bêtes sauvages hurlaient sur ses pas. Dieu merci,
s'il y avait dans ce temps-là des ours dans le
Bas-Chablais, il n'y en a plus aujourd'hui. Il est
probable, du reste, que les ours n'étaient que
dans l'imagination du biographe de François de
Sales, le plus infidèle des historiens que nous
connaissions.

Arrivés au sommet du bois, vous pouvez jouir
à votre aise d'un des plus beaux points de vue
du Chablais, quoiqu'il y ait à peine une demi-
heure que nous sommes partis de Thonon, et que
la montée que nous venons de franchir ne soit
guère que de cinq minutes. Ce panorama est
d'autant plus beau qu'on s'y attend moins, et qu'il
se développe tout-à-coup à travers la clairière.
Hâtons-nous de jouir de cet éblouissant spectacle; deux pas plus loin la baguette d'une fée
va dissiper l'enchantement, car nous arrivons sur
un plateau perdu au milieu des bois et caché comme
un nid dans les arbres.

En l'atteignant, il semble que l'on va des mains
écarter le feuillage pour continuer sa route, lorsqu'on se trouve agréablement surpris de poser le

pied sur la verte pelouse, et de trouver la vie au
sein de la plus profonde solitude. Je ne crois pas
qu'il y ait, à deux pas de la ville, une retraite
aussi isolée, aussi tranquille et aussi impénétra-
ble aux bruits du dehors. On se dirait à cent
lieues du monde.

Lors du passage des Autrichiens, à la chute de
l'empire, ce fut la seule maison de campagne que
ces messieurs ne purent découvrir. Ne cherchez
pas l'élégance, rien de plus rustique : c'est ce qu'on
appelle une ferme dans toute la force du mot.
Vous voyez au-dessus des deux portes d'entrée
les bustes de Virgile et d'Horace. Sous le premier est gravée l'inscription suivante :

La terre libérale et docile à nos soins
Contente à peu de frais nos rustiques besoins.

Et sous le second :

A l'abri de l'envie, on vit ici tranquille
On jouit des plaisirs inconnus à la ville.

A deux pas de là, sur le chemin de l'oratoire,
regardez, à votre droite, cet arbre colossal dont
la cime va caresser la nue et semble défier l'o-
rage. Sa circonférence est de plus de quinze mètres, et il s'élève d'un seul jet à près de cent
pieds de hauteur. Ignoré jusqu'ici, ce châtaignier
monstre a vécu dans l'obscurité et n'a pas la
renommée de celui de Neuvecelle, quoique bien
plus beau que lui. Il n'a pas vu les touristes

profanateurs découper son écorce ou y graver leurs
noms pour les transmettre à la postérité ; il a
vécu ici, comme tout ce qui l'entoure, dans le
plus complet isolement. Il mérite cependant
toute notre admiration. On dirait que la main
puissante du Créateur l'a fait sortir de terre tel
qu'il est, le tronc tordu et s'élevant en spirale
dans les airs. Chez lui, pas une trace apparente
de décrépitude : à considérer sa vigueur, on le
dirait né de nos jours, et cependant il porte plusieurs siècles sur sa tête majestueuse. Il trône,
dans une prairie, au milieu d'autres arbres de la
même espèce, qui ne le lui cèdent ni en beauté
ni en puissance de végétation. C'est le roi des
châtaigniers dans une forêt de géants.

Le feuillage de cet arbre n'a pas abrité, comme
celui de Neuvecelle, la cellule d'un saint ermite ;
mais, un soir, le silence de cette solitude fut
troublé d'une manière bien étrange. Il y a de
cela bientôt cinq cents ans :

Amédée VII de Savoie, surnommé le Comte-
Rouge, était à la chasse dans ce bois que vous
voyez sur cette éminence, et qui est appelé la forêt de Lon-ne. Il y poursuivait un sanglier qui
était devenu la terreur du pays. D'où venait cet
hôte incommode ? La tradition raconte que, du
temps des païens, il existait au sommet du mont
des Voirons une idole au moyen de laquelle le
diable rendait ses oracles ; elle fut renversée plus
tard par un évêque de Genève, et l'esprit des

ténèbres prit la forme d'un sanglier qui se mit à
ravager les environs. Pour lors, un sire de Langin
s'étant égaré à la chasse, fit la rencontre de cette
méchante bête, qui se rua sur lui; mais le pieux
seigneur, ayant fait un vœu à Notre-Dame, la
Vierge le retira tout meurtri des dents sataniques
du sanglier qui disparut pour ne plus faire ensuite que de rares apparitions. Mais le diable,
comme bien vous pouvez m'en croire, ne se tint
pas pour battu, et, après avoir erré quelque
temps dans le Chablais, il finit par fixer son nouveau domicile dans la forêt de Lon-ne. C'est là
que, depuis six ans, à l'époque dont je vous parle, cet
animal terrible s'était réfugié, à la grande épouvante des habitants de la contrée, tellement que
nul n'osait s'y aventurer. Nommé par les uns le
fort sanglier enragé et par les autres le *grand roi
du bois de Lon-ne,* il semait la terreur jusqu'à
Thonon, et rien au monde n'eût pu engager le
chasseur le plus intrépide à s'approcher de la
Chavanne pour essayer de donner la chasse à
cette bête redoutable, tant chacun était con-
vaincu qu'il aurait à faire au diable en personne.
On avait déjà usé du grand moyen des monitoi-
res et des excommunications pour purger le pays
de cet esprit malfaisant et forcer le diable à retourner en enfer, mais le satané coquin s'était
montré rebelle à toute espèce d'exorcisme. C'est
alors que le chevaleresque Comte-Rouge résolut
de se mesurer lui-même avec le sanglier de

Lon-ne et d'en débarrasser le pays. La chasse
fut organisée. Hardie était l'entreprise. La lutte
fut terrible. Les chroniqueurs racontent que la
bête hurée entra dans une si grande fureur qu'elle
écumait, ronflait et martelait des dents *avec le
poil si hérissé que bien semblait avoir le dos couvert
d'aiguilles et d'alènes, avec les yeux embrasés plus
que vif charbon et plus rouges que gouttes de sang.*
Mais l'animal hideux succomba sous les coups
d'un enfant du Chablais, Jean Advanchier, pendant qu'Amédé VII, lancé comme la foudre sur
son ardent coursier, fut heurter avec violence
contre la racine d'un arbre et tomber à la ren-
verse, en se faisant une blessure à la jambe. Le
Comte-Rouge remonta aussitôt, et le cheval, ef-
frayé, l'emporta avec la rapidité de l'éclair au milieu des broussailles, des ronces et des épines,
pour ne s'arrêter que dans la plaine, au pied
de ce châtaignier. C'était le 31 octobre 1391.
Tout ici était désert : nul habitant et nulle trace
d'habitation; là seulement où vous voyez cet
oratoire, on apercevait, cachée dans les bois, la
misérable cabane d'un pauvre bûcheron. Amédée
mit pied à terre et ne trouva pas même une
goutte d'eau pour apaiser la soif qui le dévo-
rait. Il faisait nuit, nuit noire; les vastes forêts qui environnaient le plateau rendaient l'aspect de ces lieux plus sombre encore, et, dans le
lointain, le son du cor rappelait les chasseurs.
L'orage grondait dans l'air, la bise sifflait dans

les branches des grands arbres, et l'oiseau des
nuits, comme un funeste augure, faisait entendre
son cri plaintif. Assis au pied de cet arbre, le
monarque blessé, saisi de tristes pressentiments,
dut s'arrêter plusieurs heures avant de continuer
sa route. Le pauvre bûcheron de la Chavanne
lui servit de guide. Rentré dans la nuit à Ripaille, le Comte-Rouge se mit au lit et ne se
releva plus. Il mourut dix jours après cet événement, empoisonné par son médecin, dont les
complices étaient sur les marchepieds du trône.
Je vous ai déjà raconté cette fin tragique dans
notre promenade à Ripaille. Alors on répan-
dit le bruit que le prince avait succombé à la
suite d'une blessure, tandis que le poison seul
avait occasionné sa mort, et le crime resta im-
puni. Il y a cinq siècles que ce drame funeste
s'est accompli, et c'est aujourd'hui seulement
qu'on ose dire la vérité.

Notre ami Jacques Replat, le Walter Scott de
la Savoie, a fait sur ce sujet un livre délicieux,
que je vous engage fortement à lire. Mais il se
fait tard; saluons une dernière fois cet arbre
géant et gagnons la ville de Thonon par le chemin des bois, pittoresque sentier où nous jouirons
pendant longtemps de la magnifique vue du lac,
en marchant continuellement sur la mousse, parmi
les fleurs et les bruyères, au milieu des cyclames
et des orchis dont le tapis de verdure est jonché.

LE VOIRON.

LÉGENDE DE LA VIERGE NOIRE.

A l'ouest de Genève s'élève la montagne du
Voiron qui sépare la vallée de Boëge du canton
de Douvaine. Elle est boisée et cultivée jusqu'à
la cime. Des prairies, des eaux abondantes, des
forêts, des promenades sans nombre, deux vues
d'un genre opposé, tels sont les avantages dont
la nature a doté cette montagne remarquable entre toutes; sa réputation remonte à de Saussure.

Avant lui, saint François de Sales, dans une
lettre du 6 mai 1620, écrivait ces mots : « Rien
n'est plus beau, ni plus agréable à voir. »

Un sire de Langin ayant échappé, comme je
vous l'ai dit, au sanglier du Voiron, fit construire
au sommet de la montagne un petit ermitage
avec une chapelle qu'il décora d'une statue de la
vierge et y passa le reste de ses jours dans la
prière. A sa mort son exemple fut suivi par d'autres solitaires qui furent chassés lors de la réformation.

Voici comment Ch. Auguste de Sales raconte la profanation dont l'ermitage fut l'objet à cette époque, et le miracle qui s'en suivit :

« Les Bernois se rendirent en armes aux Voirons, maltraitèrent et chassèrent les ermites, emportèrent les vases sacrés, les habits, meubles, titres, mirent le feu aux bâtiments, qu'ils ruinèrent et démolirent, jusqu'à en faire rouler les pierres par la montagne. Dieu ne laissa pas ces méchancetés impunies, peu de temps après, tous ceux qui y avaient coopéré périrent misérablement, entre autres Jean Bugnard de la paroisse de Brens, qui, ayant embrassé l'hérésie des Bernois, s'était joint à eux, pour les conduire à l'ermitage, s'étant jeté sur l'autel, pour enlever la statue de la sainte vierge, la trainait derrière soi en descendant, avec ignominie et se répandant en injures et blasphèmes contre elle ; elle s'arrêta après quelque trajet, et demeura immobile au milieu d'un pré. Ce misérable, voyant qu'il ne la pouvait plus tirer, tourna la tête pour voir ce qui l'en empêchait, mais elle lui demeura de la sorte toute contournée, et à l'instant fut perclus d'un bras et d'une épaule, contraint de laisser la statue en ce même lieu, portant sur soi le reste de sa vie la punition évidente de son impiété, et mourut en désespéré dans son hérésie, à la vue de plusieurs personnes de Bons, qui dans la suite ont déposé ce fait juridiquement, et que le duc Charles-Emmanuel étant à Thonon fit

Insérer dans les registres de la ville ; mais voici encore une autre merveille : Il y avait audit ermitage une cloche assez grande, qu'on pouvait entendre de Genève et de Lausanne, les hérétiques l'ayant démontée, et ne la pouvant emporter, parce qu'elle était trop pesante, la roulèrent dans un vallon, qu'on appelle le **Bois de la Jouz,** dans le dessein de la revenir prendre le lendemain, c'était au commencement du mois d'août, et cette nuit là il tomba une si grande quantité de neige sur ce pan de la montagne tant seulement, que les soldats de retour avec des cordes et marteaux, pour rompre et entrainer la cloche, ne surent jamais reconnaître ni les sentiers, ni l'endroit, où ils l'avaient laissée et furent contraints de s'en retourner. Quelque temps après la neige ayant disparu, un particulier de Boëge, nommé Chevalier, à qui la place appartenait, la trouva, elle fut placée provisoirement dans le clocher de Boëge. »

L'ermitage fut relevé au commencement du xvII^e siècle et devint le but d'un pèlerinage fréquenté. On y venait de 100 lieues à la ronde pour y invoquer la madone miraculeuse. En 1620 saint François de Sales donna des règles aux nouveaux ermites, mais le couvent ayant été réduit en cendres en 1769, ils se retirèrent à Annecy.

Aujourd'hui la statue se trouve dans l'église paroissiale de Boëge et l'ermitage est en ruines.

De Saussure nous a laissé un triste tableau de la vie de ces malheureux ermites dans leur froide et humide demeure, située cependant au milieu des splendeurs de la nature, sur une montagne au riant aspect et cultivée à une très grande hauteur, avec des prairies au-dessus des champs et des bois au-dessus des prairies.

Le point le plus élevé appelé le *Calvaire* est à la hauteur de 1,426 mètres au-dessus du niveau de la mer. En suivant la crête de la montagne on passe au bord d'un précipice d'une profondeur prodigieuse nommé le saut de *la Pucelle.* On prétend qu'une jeune fille dont la vertu était soupçonnée s'y précipita pour prouver son innocence et qu'ayant invoqué la vierge pour sortir triomphante de cette terrible épreuve elle fut transportée saine et sauve par des anges au bas de la montagne.

Non loin des masures du pauvre couvent des ermites, M. Foëx, notaire à Boëge, a fait construire plusieurs chalets dans le style des gracieuses constructions suisses.

En 1858 le Dr Lombard, médecin distingué de Genève, publia un ouvrage sur l'heureuse influence de l'air élevé *(Les climats des montagnes),* dans lequel il regrettait que le Voiron ne possédât aucun établissement propre à recevoir les malades. Aujourd'hui l'établissement existe et l'expérience a fait acquérir la certitude que cette montagne réunit le double avantage de l'agrément et de la santé. Des milliers de visiteurs sont là pour témoigner des heureux effets obtenus par un grand nombre de personnes convalescentes.

Une franche cordialité règne au chalet. Les beautés de la nature suffisent à alimenter la conversation. On ne s'y inquiète ni de la nationalité, ni de la religion du nouvel arrivé; une promenade lui est offerte, il l'accepte, et tout le cérémonial est là; la montagne rapproche aussitôt deux inconnus.

Les communes de Boëge, Fillinges, Bonne, Cranves, Saint-Cergues et Bons enveloppent les Voirons.

Jusqu'à présent l'accès des Voirons était difficile, on ne pouvait y arriver qu'à pied, en chaise à porteurs ou à dos de mulet; mais cette année, grâce au concours généreux et intelligent de M. le Préfet, Joseph Ferrand, si dévoué aux intérêts de notre département, une route carrossable, partant de Boëge et de Bons et aboutissant à l'établissement, vient d'être terminée.

Les malades n'auront donc plus à souffrir des anciens modes de transport; les émotions les plus diverses leur sont réservées pendant un délicieux trajet au milieu des bois et des prairies, avec vues tantôt sur les Alpes et le Mont-Blanc, tantôt sur le lac de Genève.

Je ne crois pas qu'il existe en Savoie une situation semblable, aussi ravissante qu'exceptionnelle.

Il est un point d'où l'on découvre à droite le lac Léman et toute la plaine qu'il arrose depuis Vevey jusqu'au fort de l'Ecluse, à gauche la chaîne des grandes Alpes, et devant soi, la vallée des Bornes qui s'élève en amphithéâtre. Ce contraste a quelque chose d'éblouissant, on se dirait à la limite de deux mondes dont le ciel de l'un n'est pas le ciel de l'autre. En se retournant à droite et à gauche l'illusion est assez vive pour se croire le jouet d'un changement à vue de décoration dans ce grand théâtre de la nature. J'ai vu des étrangers muets d'étonnement ne saluer cette scène féérique que par un cri d'admiration.

ÉVIAN-LES-BAINS

RENSEIGNEMENTS GÉNÉRAUX

Indications utiles

MOYENS DE TRANSPORT

Quoique le Chablais ne possède pas encore de chemin de fer, on arrive à Évian avec rapidité, grâce au service des bateaux à vapeur organisé sur le lac Léman. Ainsi l'on peut y venir, en passant par Genève, en 24 heures de Londres et en 15 heures de Paris. Le trajet sur le lac est une ravissante promenade qui attire sur ses bords enchanteurs une foule d'étrangers de toutes les nations.

BATEAUX A VAPEUR DE LA LIGNE D'ITALIE

Correspondance du chemin de fer

Simplon & Italie

Service journalier sur la côte de Savoie. — Embarcadère à Genève, Grand-Quai, près du Jardin anglais

Marche des bateaux à dater du 1er juillet 1864

PORTS & STATIONS		DÉPARTS		
		ITALIE	SIMPLON	ITALIE
		matin	matin	soir
Genève	Départ	—	7 —	2 15
Belotte	»	—	7 20	2 35
Bellerive	»	—	7 30	2 45
Anières	»	—	7 40	2 55
Hermance	»	—	7 55	3 10
Tougues	»	—	8 05	3 20
Nernier	»	—	8 30	3 45
Yvoire	»	—	8 40	3 50
Thonon	»	—	9 25	4 30
Évian	»	—	10 —	5 10
Ouchy	»	—	10 25	5 50
Vevey	»	6 20	11 30	6 45
Saint-Gingolph	»	—	soir	7 10
Clarens	»	6 35	12 —	—
Montreux	»	6 40	12 10	—
Bouveret	Arrivée	7 03	12 35	7 25

12

PORTS & STATIONS		DÉPARTS		
		ITALIE	SIMPLON	ITALIE
		matin	soir	soir
Bouveret	Départ	7 15	12 50	7 35
Montreux	»	—	1 15	8 —
Clarens	»	—	1 20	8 05
Saint-Gingolph	»	7 30	—	—
Vevey	»	8 —	1 40	8 20
Ouchy	»	9 —	2 40	—
Evian	»	9 35	3 20	—
Thonon	»	10 15	4 —	—
Yvoire	»	10 55	4 40	—
Nernier	»	11 —	4 50	—
Tougues	»	11 25	5 15	—
Hermance	»	11 35	5 20	—
Anières	»	11 45	5 35	—
Bellerive	»	12 —	5 45	—
Belotte	»	12 10	5 55	—
Genève	Arrivée	12 25	6 15	—

Léman, Aigle & Guillaume-Tell

Embarcadère à Genève, quai du Mont-Blanc

Service régulier, dès le 20 juin 1864

		MATIN	SOIR
Genève (Heure de Genève)	Départ	6 —	3 —
Versoix	»	—	3 30
Coppet	»	—	3 45
Céligny	»	—	4 —
Nyon	»	7 —	4 10
Nernier	»	7 15	4 25
Thonon	»	8 —	5 15
Evian	»	8 30	6 —
Vevey	»	9 30	7 —
Clarens & Montreux	Arrivée	9 45	7 15

		MATIN	SOIR
Clarens-Montreux	Départ	5 30	3 —
Vevey	»	5 45	3 15
Evian	»	6 45	4 15
Thonon	»	7 30	4 45

			MATIN	SOIR
Nernier	Départ	8 15	5 30
Nyon	»	8 30	5 45
Céligny	»	8 45	—
Coppet	»	9 —	—
Versoix	»	9 15	—
Genève	Arrivée	9 45	6 45

ZONE.

FRANCHISE DOUANIÈRE.

Par le fait de l'annexion de la Savoie à la France, les arrondis-
sements de Thonon, Bonneville et Saint-Julien ont été gratifiés
de la zône. C'est l'éxonération de tous droits d'entrée pour les
marchandises étrangères qui y sont introduites. Il n'y a donc pas
de douane, et les personnes qui arrivent ici par la Suisse n'ont à
subir aucune espèce de visite.

Ce bienfait n'aurait pas été sans un grand désavantage pour
nous, si le gouvernement, dans sa sollicitude, n'avait, d'autre
part, accordé le bénéfice de la franchise pour nos produits sus-
ceptibles d'être importés dans l'intérieur de l'empire. Mais on
comprend qu'il y avait, à cet égard, des mesures à prendre : la
plupart de nos produits ont leurs similaires à l'étranger; il im-
portait donc qu'à la douane frontière où ils devaient être admis
en exemption des droits, il résultât toujours de leur véritable
provenance. L'accomplissement des formalités qui se rattachent
à la constatation de leur origine a seul déterminé l'établissement
de quelques bureaux de douane dans la zône: les employés qui
les occupent n'ont pas d'autre mission et leurs fonctions s'exer-
cent gratuitement pour les intéressés.

La nomenclature des produits de la zône qui jouissent du bénéfice de la franchise est trop longue pour être reproduite ici.
Nous citerons cependant le kirch-wasser (eau-de-vie de cerises),
les cuirs, les fromages, les bois sciés, la liqueur Muratore et les
fleurs artificielles qui sont les plus importants pour nous.

Le bureau du vérificateur des douanes est, à Évian, Grand'Rue,
49, maison Beaufort, 2me étage.

ADMINISTRATION.

MUNICIPALITÉ.

MM. Folliet (Gaspard), maire, Grand'Rue, 50.
      Raymond (Henri), adjoint,   id.   40.
      Chatillon (Léon), secrétaire, id.   46.

HOTEL-DE-VILLE.

Grand'Rue, 39.

JUSTICE DE PAIX.

MM. Cayen (Charles), juge de paix, rue Inférieure, 162.
      Derobert (Irénée), greffier, place du Marché, 123.

COMMISSARIAT DE POLICE.

M. Favier, Prosper-Léon, commissaire, Grand'Rue, 78.

CULTE CATHOLIQUE.

MM. Patuel, curé-plébain.
      Vernaz et Buttay, vicaires.

Pendant la saison des eaux on célèbre chaque dimanche, dans l'église paroissiale, une messe à 9 heures du matin pour la plus grande facilité des baigneurs qui peuvent également assister aux messes de 7 et 8 heures qui se disent à l'église du couvent des Dames de Saint-Joseph.

CULTE PROTESTANT.

Pendant la saison balnéaire un service religieux protestant a lieu, chaque dimanche, à midi, dans une des salles de l'hôtel de ville.

BUREAU DU TÉLÉGRAPHE ÉLECTRIQUE.

Ouvert seulement pendant la saison d'été, à dater du 1er juin.

Maison Demont, Grand'Rue, 86.

NOTAIRES.

MM. Cottet, rue Inférieure, 61.
      Maret, rue du Port, 200.

HUISSIERS.

MM. Bened, rue de la Touvière, 188.

Peyret, Grand'Rue, 82.

BANQUE D'ESCOMPTE ET DE RECOUVREMENT.

Pinget, Megroz et Cie, banquiers à Thonon.

Représentant à Evian :

Ed. Mouthon, Grand'Rue, 151.

AGENCE D'AFFAIRES.

Charles-Joseph Davet, rue de la Monnaie, 93.

POSTE AUX LETTRES.

Grand'Rue, 37, en face de l'hôtel de ville.

Service d'été, du 1er mars au 31 octobre 1861.

Le bureau est ouvert tous les jours, de 7 h. du matin à midi, et de 2 h. à 7 h. du soir.

Les dimanches et les jours fériés, le bureau est fermé de 10 h. du matin à 2 h., et définitivement à 5 h. du soir.

Départs des Courriers.

Route de Thonon, Bonneville, Annecy, Genève, Paris, etc., à 10 h. du matin. — Dernière levée de la boîte. .. . . 9 h. 45

Route de Saint-Gingolph et Vallais, à 3 h. 30 du soir. — Dernière levée de la boîte . . . . 3 h. 15

Route d'Abondance, à 4 h. du soir.—Dernière levée 3 h. 45

Arrivée de Courriers.

Route de Thonon, Bonneville, Annecy, Genève,
Paris, etc. . . . .   3 h. 30 du soir.

Route d'Abondance . . . .   9 h. 49 du matin.

Route de Saint-Gingolph et Vallais. . 10 h. — du matin.

1re sortie du facteur pour la distribution   7 h. — du matin.

2me   id.   id.   4 h. — du soir.

Prix d'affranchissement.

Pour tout l'intérieur de l'empire, Corse et Algérie, 20 centimes jusqu'à 10 grammes; pour l'Italie, 40 centimes par 10 grammes; pour l'Angleterre, 40 centimes par 7 grammes 50 centigr.; pour la Belgique, 40 centimes par 10 grammes; pour l'Autriche, 60 centimes par 7 grammes 50 centigrammes.

Pour le rayon limitrophe suisse, comprenant les villes et localités ci-après : Aigle, Aubonne, Le Brassus, Châtel-Saint-Denis, Chexbres, Coppet, Cossonay, Cully, Echallens, Gimel, La Sarraz, Lausanne, Lutry, Mézières, Monthey, Montpuyveires, Morges, Moudon, Oron, Nyon, Le Pont, Roche, Rolle, Romainmotier, Rue, Saint-Cergues, Saint-Gingolph, Saint-Saphorin, Serviou, Verney, Versoix, Vevey, Villeneuve, Vionnaz, Vouvry, le prix d'affranchissement est de 20 centimes par 7 grammes 50 centigrammes. Pour Genève et le surplus de la Suisse il est de 40 centimes par 7 grammes 50 centigrammes.

Pour tous autres renseignements, on peut s'adresser au guichet du bureau à toutes les heures de son ouverture.

ARRÊTÉ DE L'ADMINISTRATION MUNICIPALE.

TARIF ET RÈGLEMENT POUR LE TRANSPORT DES BAGAGES

Un service de portefaix a été créé sous le contrôle de l'autorité municipale.

Le prix de transport des bagages, colis ou autres objets appartenant aux voyageurs qui arrivent par bateaux à vapeur, depuis le port dans chaque partie de la ville indistinctement, est fixé comme suit :

Pour une chapelière	20 cent.
Pour un sac de nuit	30 »
Pour une malle.	75 »
Pour colis de tout genre, les 50 kilog. .	40 »
Pour tout autre objet en fer, fonte, bois etc., ouvré ou brut, les 50 kilog. . .	30 »

Le même tarif est applicable au transport des objets de même nature qui se fera en sens contraire par les portefaix, c'est-à-dire de l'intérieur de la ville aux bateaux à vapeur.

Tout voyageur seul ou accompagné de sa famille et qui aura plus de trois malles à transporter, soit au départ, soit à l'arrivée, ne payera qu'à raison de 60 centimes pour chaque malle.

Tout objet déposé sur la place du port et destiné à être embarqué, payera à raison de 10 centimes les 50 kilog., quand cet objet sera transporté à bord des bateaux par le service des portefaix.

Tout voyageur ou passager conserve la faculté de retirer lui-même ses effets, colis, etc., ou de les faire retirer par les personnes attachées à son service.

En dehors de cette exception, nul, hormis les portefaix institués par l'autorité municipale, n'a le droit de s'employer au transport des bagages, colis et autres objets accompagnés arrivant par bateaux à vapeur.

LOGEMENTS & ALIMENTATION.

L'étranger trouve à Evian toute espèce de facilités : Six grands hôtels, quarante maisons garnies, plusieurs auberges, des tables d'hôte, des restaurants et des pensions à tout prix.

On peut se loger et se nourrir depuis 3 fr. jusqu'à 15 fr. et plus par jour, mais en moyenne il faut compter 6 fr. pour la table et 2 fr. 50 c. pour une chambre. On peut aussi se faire apporter à manger du restaurant ou de l'hôtel, ou faire son ménage. Plusieurs maisons garnies offrent à cet égard toutes les facilités désirables.

AVIS ESSENTIEL A MM. LES BAIGNEURS.

Liste des baigneurs qui fréquentent les eaux.

La publication des listes des étrangers a, pour une ville de bains, une importance incontestable, c'est un des plus puissants moyens de contribuer à la renommée des petites villes qui sont assez heureuses pour posséder des eaux minérales et elle livre de précieux documents à la statistique, cette science si nécessaire pour apprécier la prospérité d'un pays et concourir à son développement.

Mais pour atteindre le but désiré, il faut que les listes soient exactes, régulières et complètes, et généralement MM. les maîtres d'hôtels et propriétaires-logeurs mettent à fournir les renseignements qui leur sont demandés une négligence impardonnable, car s'il ne s'agissait pas de l'intérêt de la ville en général et de celui de chacun d'eux en particulier.

Messieurs les étrangers sont donc priés de leur faire écrire *très lisiblement* leurs noms, prénoms et qualités et d'éviter surtout les désignations vagues et incomplètes en indiquant la patrie et le domicile.

Les listes des baigneurs d'Evian sont publiées dans

LA NYMPHE DES EAUX

Revue des eaux minérales de la Savoie & des environs.

Ce journal, qui existe depuis six ans, est la seule publication consacrée à la prospérité des eaux minérales, des deux départements savoisiens annexés à la France.

BUREAUX : { Thonon, imprimerie chablaisienne, place des Arts. Evian, Grand'Rue, 15.

Joseph DESSAIX, rédacteur.

DOCTEURS-MÉDECINS.

HUMBERT, inspecteur des eaux, Grand'Rue, 38.

RIEUX Germain, ex-inspecteur, Grand'Rue, 38.

DUPRAZ Alexis, inspecteur-adjoint, Grand'Rue, 74.

ʼOLLIET Gaspard, maire d'Evian, Grand'Rue, 50.

ALBERT Joseph, place du Marché, 123.

MILLION, Grand'Rue, 3.

CHOLET, maison Schoeffler, Grand'Rue, 26.

PHARMACIES.

CACHAT François, rue de la Monnaie, 91.

DEROUX Jean, Grand'Rue, 31.

SŒURS DE SAINT-JOSEPH, Grand'Rue, 2.

ÉTABLISSEMENT CACHAT.

(OUVERT LE 1er MAI ET CLOS LE 31 OCTOBRE.)

Tarif.

Bains avec linge et surtout dans la baignoire . .	1 fr. 75
» » sans surtout.	1 » 50
» sans linge ni surtout.	1 » 25
» porté en ville avec linge	3 » —
Douche ascendante	75
» descendante	2 » 75
Abonnement à la source	8 » —

Les bains peuvent être pris dès 5 heures et jusqu'au soir à 7 heures, conformément à la pendule de l'établissement.

Les prix des eaux sont fixés comme suit:

En bouteilles verre noir, au dépôt d'Evian, se vendent à raison de 40 c. le litre, la bouteille reprise pour 25 c.

En litres de verre blanc, destinés pour l'étranger, à 50 c. l'un tous les frais d'emballage et de route demeurent à la charge du commettant.

ÉTABLISSEMENT DE BONNEVIE.

(LE CHEMIN QUI Y CONDUIT EST A COTE DE L'HOTEL DE FRANCE.)

Tarif.

Bain ordinaire.	1 fr. 50
Douche chaude	2 » —
» froide.	1 » —
» ascendante.	1 » —
Abonnement personnel de 21 bains	29 » —
» » à la source et au salon de lecture	10 » —

Les expéditions de l'eau alcaline de Bonnevie s'expédient en France et à l'étranger en caisses de 30 à 60 bouteilles, à raison de 50 c. la bouteille, verre compris, et l'emballage en plus. A Genève et dans les environs, la vente a lieu en bombonnes de

25 à 30 bouteilles, et dans ce cas le prix est de 20 c. seulement.

Le dépôt principal de l'eau de Bonnevie, à Genève, est situé rue du Terraillet, 30, ancien 139.

MALADIES TRAITÉES AUX EAUX D'ÉVIAN.

Affections des voies génito-urinaires : Gravelle, coliques-néphrétiques, catarrhe de la vessie, néphrite chronique, diabete, albuminerie, incontinence d'urine, paralysie de la vessie, blénorrhée non spécifique, fleurs blanches, menstruation difficile, métrite chronique, engorgement des ovaires.

Affections des voies digestives : Dyspepsies, pyrosis, vomissements spasmodiques, gastralgie, gastrite chronique, diarrhées rebelles, constipations opiniâtres, atonie des intestins, coliques hémorrhoïdales.

Affections chroniques du foie et de l'appareil biliaire : Coliques hépatiques, obstructions, calculs biliaires.

Engorgement de la rate.

Maladies de l'âge critique.

Goutte : Concrétions tophacées.

Maladies de la peau : Lichen : prurigo.

Scrofule.

EAUX FERRUGINEUSES ACIDULES D'AMPHION, DE LA GRANDE-RIVE & DE LA PETITE-RIVE.

employées comme tonique de l'économie dans l'appauvrissement du sang, la chlorose, les menstruations difficiles, la stérilité, etc. Elles s'allient quelquefois à l'eau d'Evian dans le traitement de certaines maladies.

BIBLIOGRAPHIE.

Eaux minérales alcalines d'Evian, et minérales, ferrugineuses, acidules d'Amphion (Savoie), par le Dr Aspirer, 2e édition, 1848.

Notice sur les eaux minérales et alcalines d'Evian et sur les eaux ferrugineuses d'Amphion, par M. Germain Rieux, 2ᵉ édition, 1854.

Analyse de l'eau minérale de la source Guillot à Evian (Savoie), par M. Pyrame-Morin, pharmacien-chimiste, à Genève. (*Echo médical*, nᵒ 11 juin 1861.)

Essai sur les sources alcalines d'Evian et les sources ferrugineuses d'Amphion et de la Grande-Rive, par A. Durnaz, 2ᵉ édition, 1861.

Mercure acatique où l'on donne l'analyse des eaux minérales d'Evian en Savoie : de quelle manière le duché de Chablais, où sont ces eaux, a été réduit sous la puissance de LL. AA. RR. de Savoie et les noms des différentes personnes qui les sont venues boire cette année (1696), par le P. Bernard, gardien d'Evian. — Réimprimé dans la *Nymphe des Eaux*, ans 1859 et 1860.

Thonon et ses eaux. — Paris, 1860.

Rapport sur une eau minérale de la source d'Amphion, commune de Publier (Haute-Savoie), par M. Gaultier de Claubry. Publié dans la *Nymphe des Eaux* en 1863.

GRAND HOTEL DES BAINS

Belle vue sur la côte suisse, cent lits de maîtres. Deux grands salons. Journaux français, anglais, allemands et italiens. Bals et concerts toutes les semaines.

Ce bel établissement tenu par M. Goy-Lacroix offre tout le confort désirable.

Hôtel de France

Succursale

VILLA DES QUATRE-SAISONS*

Tenue par J.-M. LEROUX, propriétaire.

Cet établissement est situé d'une façon ravissante : à deux pas de la ville et au milieux d'une nature fastueuse dont chaque accident du terrain varie les décors.

* Plusieurs appartements. --- Chambres indépendantes. --- Cuisines pour les familles qui désireront faire leur ménage.

La magnificence de l'habitation y correspond à la splendeur des points de vue.

Au dedans : un fini remarquable, une distinction pleine de charme, jusque dans les ameublements. Les plus riantes couleurs s'étalent sur les tentures d'un goût exquis et sur les fresques élégantes que diversifient d'ingénieux caprices.— La douce rêverie semble régner dans la corbeille odorante que dessine le jardin ; du centre jaillit une eau fraîche, irisée.

D'un côté, vue sur le lac : eaux transparentes, reflets merveilleux, irrésistibles enchantements ; par-delà, se découvrent les coteaux suisses, resplendissants de fertilité. Au levant, c'est l'aspect des montagnes : Memise et la dent d'Oche se dégageant le matin d'une vapeur rose et diaphane ou plongeant leurs cimes dans un limpide azur. A l'effet séduisant des perspectives succèdent, au midi, la diversité et la richesse des détails : on est frappé d'une aussi vaste opulence dans les produits et les parures du sol. Partout se révèle le sceau de fécondité sereine qui marque notre terre privilégiée.

C'est près de la nature que l'homme trouve le repos et se retrempe aux sources puissantes de la vie.

HOTEL DU NORD

GRAND'RUE, 12 (bis)

Tenu par M. Ambroise RAMAIN

Élève de la maison Véfour.

— · ·

Cet hôtel qui vient d'être de nouveau restauré est des mieux situés, attenant à la promenade et aux bains. Vue magnifique du lac Léman et des Alpes. Salle d'ombrage. Journaux. Se recommande tout particulièrement par son excellente cuisine et ses prix modérés.

Table d'hôte à 10 heures et à 5 heures.

Restaurant à la carte et à prix fixe. — Service pour la ville.

Vaste écurie et remises.

RESTAURANT-GUIGUET

GRAND'RUE, 41

VIS-A-VIS DE L'HOTEL-DE-VILLE

CUISINE DE CHAMBÉRY

— · ·

Table d'hôte : Déjeuner à 10 h. du matin et dîner à 5 h. du soir. — Dîner à midi et souper à 7 h. du soir.

CHAMBRES GARNIES

RESTAURANT DES DEUX-MONDES

GRAND'RUE, 78

Jean BELLEMAIN

Table d'hôte à 10 h. du matin et à 5 h. du soir.
Service à la carte et à prix fixe à toute heure.

CAFÉ, BILLARD & JOURNAUX

SALON AU PREMIER — CHAMBRES GARNIES

FOLLIET-MÉTRAL

APPARTEMENTS ET CHAMBRES GARNIS A LOEUR

EN VILLE

GRAND'RUE, 50

A la campagne

LE CHATEAU DE NEUVECELLE

à ¼ d'heure d'Evian

*Magnifique point de vue sur le lac.
Châtaignier légendaire.*

MAISON DUPRAZ, Dᴿ-MÉD.

Grand'Rue.

Appartements et chambres garnis à louer, avec cuisines et autres dépendances pour ménages.

Près de l'Etablissement des Bains

DE BONNEVIE

ET DE

L'HOTEL DE FRANCE

TERRASSE ET JARDIN

MAISON VAUDAUX

Grand'Rue, 27

VIS-A-VIS DES BAINS CACHAT

Terrasse, vue sur le lac. — Appartements et chambres garnis à louer, avec cuisine au besoin pour faire une ménage.

PENSION BOURGEOISE

facultative pour les personnes qui la désirent.

15

AMPHION-SUR-LA-RIVE

à cinq minutes de la source ferrugineuse

La plus belle vue du lac.

— —

Maison de campagne à louer, dont les appartements restaurés à neuf, consistant en sept pièces, y compris deux cuisines, meublées et garnies, offrent toutes les facilités désirables pour les familles qui veulent faire leur ménage.

On peut louer des chambres séparément.

JOUISSANCE DE JARDINS.

S'adresser à M. Guiguet, restaurateur à Evian, Grand'Rue, 41.

VILLA CHATILLON

AUX GROTTES

(à 10 minutes d'Evian, près de la source ferrugineuse de la Grande-Rive)

POUR LA SAISON D'ÉTÉ

Appartement à louer de quatre pièces et une cuisine, le tout meublé et garni, avec jouissance d'un jardin potager et des promenades dans la campagne, et notamment d'un bois châtaignier magnifique.

A EVIAN, PRÈS DES BAINS.

Appartement garni, jouissant de la vue du lac, composé de cinq à sept pièces avec cuisine à louer.

S'adresser au propriétaire, M. Louis Châtillon, rue de la Touvière, 186, à Evian.

VAUDON-CONSTANTIN

EVIAN-LES-BAINS (Haute-Savoie), **GRAND'RUE, 28**

En face de l'établissement des bains, source Cachat.

Epiceries. — Drogueries. — Comestibles en tout genre. — Spécialité de denrées du midi et de l'Italie. — Vins fins, étrangers et du pays. — Vermouth de Turin, eaux-de-vie et liqueurs fines. — Vinaigre. — Dépôt de l'élixir de la Grande-Chartreuse, de la compôte verte de Chambéry et de la fameuse Revalescière du Barry. — Articles pour bains et toilette. — Fabrique de limonade gazeuse, eau de selz, soude et sirops.

GROS & DÉTAIL.

Adrien VAUTRAVERS

Cet habile photographe est venu se fixer à Evian pendant la saison des eaux.

Ses images joignent à une parfaite ressemblance, un fini d'exécution qui ne laisse rien à désirer.

Il reproduit avec le plus grand succès les gravures et les tableaux à l'huile.

On trouve chez lui une grande collection de points de vue de Thonon et d'Evian.

Son atelier est établi maison Trincas, Grand'Rue, 21.

LIQUEUR MURATORE
à Évian-les-Bains (Haute-Savoie)

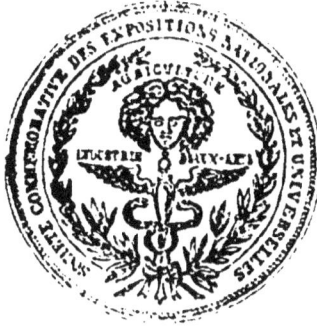

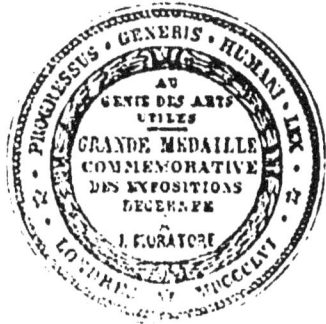

L'inventeur de cette liqueur tonique et bienfaisante, admise à l'exposition de Turin en 1858 et à celle de Besançon en 1860, a reçu une grande médaille d'or en 1861, une médaille d'honneur de l'Académie nationale d'Angleterre et une médaille de vermeil de la Société des expositions de Londres.

Les expéditions qui se font à l'étranger et la faveur dont elle jouit, à cause de ses nombreuses propriétés et de sa vertu particulière, ne font que confirmer les prévisions des hommes qui ont été appelés à la juger.

Le professeur Ferrero, dans son rapport à l'exposition de Turin, en 1858, reconnaît et apprécie le mérite de cette liqueur hygiénique. « Elle est remarquable, dit-il, par la finesse du parfum et par ses propriétés pour augmenter l'activité des organes digestifs. Ces qualités sont dues aux plantes aromatiques des Alpes qui entrent dans sa composition. »

La Savoie est en effet, comme la Suisse, le pays classique, de tous les vulnéraires, et ses montagnes fournissent abondamment les plantes amères et toniques recommandées si souvent dans les cas de trouble de l'économie vivante, pour ramener l'harmonie qui doit exister entre les différentes parties du corps humain.

Mais il fallait arriver à la parfaite combinaison du choix de ces plantes précieuses à tant de titres et les fondre dans une préparation d'ensemble d'une agréable saveur. C'est après de nombreux essais, de continuelles tentatives, souvent infructueuses, que les efforts de M. MURATORE ont été couronnés de succès et qu'il a pu soumettre au jugement des sociétés savantes sa liqueur fortifiante et cordiale, ce dans laquelle le suc des plantes concentré offre, sous un petit volume, un stimulant des plus avantageux.

A l'état de santé, la liqueur MURATORE est un apéritif ordinaire et un excellent digestif. A table, elle remplace avantageusement toute espèce de liqueur, car sa saveur franche ne donne lieu à aucun renvoi et détruit au contraire tous les rapports pénibles qu'entraîne une digestion laborieuse.

Ainsi, prise avant le repas, elle réveille les fonctions de l'estomac; après le repas, elle facilite la digestion, et est bien préférable à l'absinthe, au cognac, à l'eau-de-vie et autres liqueurs fortes, qui, tout en provoquant l'appétit ou en activant la digestion, en surexcitant l'estomac, produisent souvent, à la longue, de graves affections.

Dans les cas nombreux de petits malaises pour lesquels on ne se décide pas toujours à demander un médecin, les pesanteurs d'estomac, les indigestions, les coliques, par suite d'inertie intestinale, y trouvent un soulagement immédiat. En donnant du ton aux intestins, en facilitant la digestion, elle prévient la colique en maintenant les fonctions digestives dans un état régulier. Dans les syncopes et les congestions, elle réveille l'activité vitale endormie, et agit par sa propriété tonique et stimulante.

Son efficacité a été reconnue dans les circonstances suivantes : *crampes et faiblesses d'estomac, indigestions, digestions difficiles, diarrhée par atonie, cholérine, maladies nerveuses avec débilité du tube digestif, migraines provenant d'une mauvaise digestion, vomissements nerveux, syncopes, spasmes, convulsions, mal de mer, convalescence de malades qui reprennent difficilement l'appétit,* etc.

Cette liqueur agréable à boire est appelée à une grande pu-

pularité. Le prix en est modéré relativement à celui des autres liqueurs, et, par une faveur spéciale, le gouvernement lui a accordé l'entrée en franchise dans l'empire français, en considération des services qu'elle est appelée à rendre à la santé publique.

Elle s'expédie en litres ou en bonbonnes. Tout flacon est muni du cachet de l'inventeur et accompagné du présent imprimé revêtu de sa signature.

Muralore

AU MONT DE GRANGE

HÔTEL TENU PAR

MICHEL BERTHET

A ABONDANCE

MM. les étrangers qui ne manqueront pas de visiter la vallée si pittoresque d'Abondance, trouveront dans cet hôtel, la table et le logement à des prix modérés, avec tout le confortable que l'on peut désirer.

Le propriétaire tient à leur disposition des chars et des chevaux à volonté et il se charge de leur procurer des guides pour les excursions à Châtel et ses eaux, Morgins, Champéry et le Vallais, et les ascensions du mont de Grange et de la Cornette de Bise.

L'ascension du mont de Grange, élevé de 2,436

mètres au-dessus du niveau de la mer, est une des plus agréables que l'on puisse faire. On y arrive en trois heures et demie depuis Abondance, presque sans fatigue, car on peut faire en char une grande partie de la route. Pas de rochers arides, toute la montagne est gazonnée et les nombreux chalets près desquels on passe animent singulièrement le paysage.

Du sommet, la vue se développe sur toute la chaine des Alpes, depuis la dent du Midi jusqu'aux montagnes du Faucigny que domine le Mont-Blanc de sa hauteur colossale.

Les touristes qui désirent se transporter d'Evian à Abondance peuvent écrire à M. Michel Berthet, qui s'empressera d'aller les chercher au jour et à l'heure indiqués, et à l'endroit désigné, s'ils veulent faire une partie de la route à pied.

HOTEL DE L'EUROPE

Tenu par **Gaudin**, propriétaire

A THONON

Grande-Rue, 68.

———⟨⟩———

Cet hôtel avantageusement connu depuis fort longtemps est situé sur la place du Château, au sommet de la rampe par laquelle arrivent les voyageurs venant du lac.

C'est aussi là qu'ont lieu les arrivées et les départs des courriers de Genève et de Bonneville, des diligences pour Genève et des omnibus pour Évian-les-Bains.

———

Vastes salons, appartements et chambres confortables.

———

Excellente cuisine.

———

TABLE D'HOTE & PENSION.

Prix modérés.

Hôtel-Chalet

SUR LE

VOIRON

Hauteur : 1,456 mètres.

Commune de Boëge (Haute-Savoie).

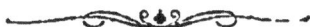

Franchise douanière.

AGRÉMENT & SANTÉ.

L'hôtel-chalet sur le Voiron compte quatre à cinq ans d'existence; la première pierre en fut posée par M. Foëx, notaire à Boëge, le 23 août 1859. Dès le début, cet établissement eut le privilége d'attirer une foule d'étrangers de distinction et de touristes de tous les pays : aujourd'hui on peut dire qu'il est universellement connu et que sa réputation est faite; son admirable position lui permet de rivaliser avec ce que la Suisse offre de plus pittoresque et de plus riant.

On jouit de cette hauteur d'une vue magnifique sur le lac de Genève et le Mont-Blanc tout à la fois.

Point de rochers arides, des bois partout. Ascension en voiture à partir de Boëge et de Bons.

Le trajet se fait de Boëge en deux heures et demie, de Bons en trois heures.

Pension, table d'hôte ou à la carte.

Pour l'ascension, s'adresser à Boëge chez monsieur Paccot, hôtel des Allobroges; à Bons chez M. Boccard, aubergiste; à la Bergue, commune de Cranves, chez M. Millet, aubergiste, guides à pied et mulets : c'est de là que les parties nombreuses et à pied arrivent le plus promptement.

Pour tous autres renseignements, s'adresser franco à M. Contamin, directeur de l'hôtel-chalet, à Boëge (Haute-Savoie). L'établissement est ouvert à partir du 1er mai.

S. GANDER

Rue des Arts, 7, à Thonon.

Fabrique de poudre d'os pour engrais. — Atelier de reliure. — Commerce de chiffons. — Magasin de papiers. — Fournitures de bureaux et dessins. — Grand choix de vases, statuettes et globes. — Mercerie. — Quincaillerie. — Toiles cirées. — Lampes. — Jouets d'enfants. — Nouveautés. — Huile de pétrole. — Parfumerie. — Plumes et duvets. — Cristaux. — Porcelaine opaque. — Terre de pipe. — Poterie ordinaire. — Glaces. — Dépôt d'alcool de menthe de Ricqlès.

MAISON
CLÉMENT TIROZZI

A GENÈVE, EN L'ILE

SUCCURSALE, RUE DU RHONE, 49

Près la place du Port

———※———

Spécialité de porcelaines dorées et pesantes pour services de table, et articles de fantaisie. Même assortiment en cristaux, verreries et faïenceries.

Fabrique de cadres, glaces de Paris. Orfévreries Christofle au prix de la maison même à Paris.

————————

GROS.   DÉTAIL.

CH. WASSERSCHEID

Menuisier-Ébéniste-Sculpteur

BOULEVARD DES VALLÉES, 4

A THONON

~◦◦◦~

Ses magasins sont constamment assortis en meubles de tout genre et dans les meilleurs goûts, et il en confectionne sur commande dans le plus bref délai.

On y trouve toute espèce d'étoffes pour ameublements, passementeries, garnitures complètes de lits et d'appartements; glaces du 1er choix et tous objets en bois tournés.

Il se charge de l'exécution des travaux en menuiserie pour bâtiments.

TABLE DES MATIÈRES.

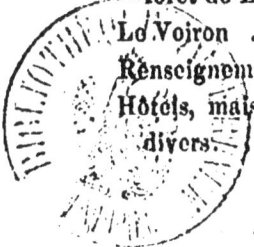

THONON. — IMPRIMERIE CHABLAISIENNE, PLACE DES ARTS.

www.ingramcontent.com/pod-product-compliance
Lightning Source LLC
Chambersburg PA
CBHW071940090426
42740CB00011B/1756